두 손으로 몸과 마음을 살리는 자연치유

# 레이키

○ ○ ○

서강익 지음

HANEON.COM

두 손으로 몸과 마음을 살리는 자연치유

# 레이키

| 펴     냄 | 2006년 12월 10일 1판 1쇄 발행 ┃ 2019년 3월 15일 1판 2쇄 펴냄 |
|---|---|
| 지 은 이 | 서강익 |
| 펴 낸 이 | 김철종 |
| 펴 낸 곳 | (주)한언 |
| 등록번호 | 제1-128호 / 등록일자 1983. 9. 30 |
| 주     소 | 서울시 종로구 삼일대로 453(경운동) KAFFE 빌딩 2층(우 110-310) |
|  | TEL. 02-723-3114(대) / FAX. 02-701-4449 |
| 홈페이지 | www.haneon.com |
| e-mail | haneon@haneon.com |

ISBN 978-89-5596-394-6  03510

두 손으로
몸과 마음을 살리는 자연치유
# 레이키

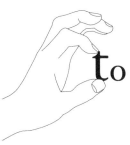to

당신의 두 손이 몸과 마음을 살립니다.

from

# 왜 당신에게
# 레이키가 필요한가?

레이키는 현재 전 세계에서 가장 널리 사용하고 있는 에너지 힐링, 즉 기치유 요법이다. 레이키는 누구나 쉽게 배우고 사용할 수 있으며, 모든 사람에게 이로움을 준다. 레이키는 육체뿐만 아니라 정신과 감정의 치유, 에너지 차원의 균형, 영적성장까지 북돋워준다.

이 책의 목적은 레이키를 사용하는 능력을 키워주는 것이다. 레이키는 전수하는 과정 중에 전달이 된다. 레이키 전수를 받은 사람은 육체와 에너지가 매우 높은 차원으로 튜닝될 뿐만 아니라 에너지 센터, 즉 차크라가 열려 레이키 에너지와 연결될 수 있다.

레이키는 힐러로부터 받는 사람에게로 필요한 만큼 흘러간다. 치유할 때는 힐러에게도 어느 정도 치유가 일어난다. 레이키 에너지는 힐러의 정수리 차크라로 들어와 심장 차크라를 거쳐 팔을 지나 손바닥으로 방사해 환자에게로 간다. 이 과정에서 힐러의 에너지는 사용하지 않는다. 스탠포드 대학에서 레이키 에너지가 정수리 차크라로 들어와 손바닥으로 나가는 것을 측정한 적이 있다. 또 키를리안 사진기는 레이키로 환자를 치료하는 동안 손바닥에서 에너지의 방사가 증진되는 것을 보여준 바 있다.


레이키는 종교나 어떠한 믿음의 체계가 아니다. 레이키는 그것을 믿든 안 믿든 간에 나이, 성별, 학식, 인종에 관계없이 누구나에게 작용하며 심지어 인간이 아닌 동물과 식물에게도 동일하게 작용한다.

레이키는 육체의 통증을 없애고, 기관과 조직을 재생할 뿐만 아니라 몸의 에너지 균형을 맞춰준다. 또 이완을 촉진하고 정신과 감정에도 작용하여 마음의 평정을 찾아준다. 치유를 받는 도중 내면에 숨겨져 있던 감정과 경험이 배출될 수 있으나, 처리할 수 있을 만큼만 나타난다. 레이키는 변환의 도구로서 의식의 성장을 돕고 영적 깨달음을 얻게 한다.

레이키는 자신도 치료할 수 있으므로 매일 자가치유를 하면 자신의 안녕을 도모하고, 스트레스를 해소하며 자연 치유력을 북돋워준다. 또 웰빙을 얻을 수 있고 자신감과 자존감, 창조력과 인식력이 증진된다.

레이키는 그 자체만으로도 훌륭한 치료법이지만 다른 요법들과 같이 사용하면 더욱 놀랄만한 결과를 만들어낸다. 마사지, 두개골천골요법, 카이로프랙틱 같은 요법들과 함께 결합해 치료 효과를 높인다.

레이키 힐링과 나의 인연은 2000년, 영국에 갔을 때 레이키 책을 두 권 사면서 시작되었다. 평소 힐링에 관심이 많던 나는 전 세계적으로 가장 널리 사용되고 있는 힐링인 레이키 책을 보자마자 구입했다. 그 이후로 입문과정을 거쳐 힐링을 사용하고 가르치게 되었다. 그러던 중 많은 사람들이 레이키를 배울 수 있는 책을 알려달라고 했지만 충실히 설명하는 책이 없어 안타까웠다. 국내에는 관련 서적이 한 권도 없고 외국 서적을 봐도 힐링 테크닉, 전수 과정, 응용할 수 있는 내용이 부족한 책들이 대부분이었다. 따라서 레이키 힐링을 제대로 이해하고 사용하려면 여러 권의 책을 보거나 여러 마스터에게 배워야 하는 어려움이 있었다.

그런 이유로 이 책은 레이키 힐링의 기본에 충실히면서 최대한 많은 것을 담고자 하였다. 특정 형태의 레이키를 설명하는 것이 아니라 우수이 선생의 가르침에 가장 근접한 레이키를 설명하고 있다. 힐링을 잘 모르는 사람도 이 책을 보면 레이키 힐링이 무엇인가를 이해할 수 있고 요리책처럼 따라 하기만 하면 바로 사용할 수 있도록 도울 것이다. 특히 이해를 돕기 위해 마스터 레벨까지 모든 전수과정도 설명했다.

1부는 레이키 힐링에 대한 이해를 돕기 위해 1~2장에 걸쳐 레이키가 무엇이고 무엇을 할 수 있는지, 그 원리에 대해 설명하였다. 2부는 실제 사용법을 소개하고 있다. 3장에서는 레이키 힐링의 기본인 전수과정을, 4장에서는 레이키를 하기 위한 몸 강화기법을, 5~7장에서는 자신과 타인에 대한 기본적인 적용법을 설명하였다. 3부에서는 기본 요법에서 더욱 확장시켜 8장의 동물, 식물 치유하기, 9장의 원격치유, 10장의 하야시 선생의 힐링 테크닉을 소개한다. 4부는 레이키를 병원에서 어떻게 사용하고 있는지, 과학적인 탐구가 어떻게 이뤄지고 있는지를 설명하였다.

아무쪼록 이 책을 통해 많은 사람이 레이키 힐링을 쉽게 이해하고 힐링으로 자신과 타인에게 건강과 행복을 줄 수 있기를 기대해 본다.

- 서강익

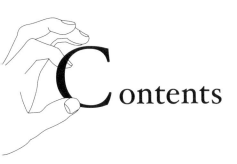

# Contents

# 2부 레이키 힐링 테크닉

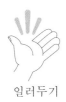

일러두기

# 레이키의 책임한계

　레이키는 스트레스를 해소하고 이완을 도와주는 힐링요법입니다. 따라서 의사의 진단이나 처방을 대체할 수 없습니다. 레이키 힐러는 병을 진단하거나 치료행위를 하지 않으며 어떠한 약도 처방하지 않을 뿐더러 의사의 치료를 방해하지 않습니다. 레이키는 의사와 그 치료법을 대체하는 것이 아니라 단지 보완·보조할 뿐입니다.

　질병이나 정신질환이 있는 경우 의사의 진찰을 받기를 강력히 권유합니다.

# 주요
# 단어 풀이

### 레이키(靈氣)

우주의 생명에너지를 뜻함. 레이키는 생명에너지 자체를 뜻하기도 하고 우수이 선생의 의해 체계화된 힐링 시스템을 말하기도 한다.

### 전수(靈受 : 레이주reiju, 어튠먼트attunement, empowerment)

학생을 레이키에 입문시키는 과정. 레이키 훈련과정 중에 레이키 마스터가 행한다. 전수를 받은 학생은 레이키 에너지와 평생 동안 연결된다. 몇 번에 걸쳐 전수를 받게 되는데 전수를 받을수록 에너지 레벨이 올라간다. 전수에는 레벨1, 2, 3이 있다. 일본에서는 초전(初傳), 오전(奧傳), 신비전(神秘傳)이라고도 한다.

### 경락(經絡)

생명에너지, 즉 기가 흐르는 경로

### 차크라 (chakra)

산스크리트어로 회전하는 에너지 바퀴를 의미하며 에너지 센터라고도 한다. 우주의 생명에너지를 몸이 사용할 수 있는 에너지로 변환시키는 작용을 한다. 꼬리뼈에서 시작하여 정수리까지 7개의 큰 차크라가 있다.

### 기(chi, 氣)

생명에너지. 살아 있는 모든 생명체의 활동근원이 된다. 인도에서는 프라나라고 한다.

**레이키 심볼(reiki symbol)**

레이키 전수와 힐링 시 사용하는 상징. 전통심볼로는 파워심볼(초큐레이), 마음/감정 심볼(세이헤이키), 원격심볼(혼샤제쇼넨), 마스터심볼(다이교묘)이 있다. 그 외에 많은 새로운 심볼들이 생겨났다.

**손자세(hand position)**

자가치유와 타인치유를 할 때 사용하는 표준이 되는 손의 위치로, 추지로 하야시 선생이 정립했다. 이 위치를 따라하면 온몸과 경락을 레이키 에너지로 채울 수 있다.

**레이키 마스터(reiki master)**

레이키 레벨1, 2, 3을 모두 공부하고 훈련을 받아 레이키를 가르치는 사람.

**타카타 하와요**

1900년 화와이에서 일본인 부모 밑에서 출생. 타카타 여사는 추지로 하야시 선생으로부터 레이키를 배워 22명의 레이키 마스터에게 전수하였다. 이를 통해 레이키가 전 세계로 퍼지게 됐다.

**우수이 미카오**

레이키 힐링 창시자. 1865년에 천태종 집안에서 태어남. 구라마 산에서 명상을 하면서 신성한 영감을 받아 레이키 힐링을 만들었다.

**비밍(beaming)**

무접촉 치유로 손을 대상의 몸에 대지 않고 레이키를 보내는 과정. 접촉하기 어려운 부분이나 사나운 동물을 치유할 때 사용한다.

**병선 탐지법(病線 探知法, scanning)**

손으로 대상의 몸을 탐지하여, 즉 오라를 탐지하여 아프거나 레이키가 필요한 부위를 찾아내는 테크닉이다.

### 오라(aura)

살아 있는 생명체 주변에 나타나는 에너지장. 달걀 모양으로 몸에서 몇 미터 뻗어나가며 몸과 마음의 상태에 따라 색깔과 크기가 변한다. 오라를 볼 수 있는 사람도 있으며 레이키를 하면 오라를 보는 능력이 계발된다.

### 원격치유(distance healing)

먼거리에 있는 사람에게 레이키를 보내는 방법. 원격심볼을 사용한다.

### 에너지 연결하기(channeling)

레이키 에너지가 힐러를 통해 흐르게 하는 과정. 힐러는 레이키 에너지가 흐를 때 느끼게 된다.

### 카이로프랙틱(chiroprpcric)

의사의 손으로 여러 가지 질환을 치료하는 방법으로 신체의 운동역학적 기능을 가진 조직, 특히 척추와 골반을 중심으로 이들 조직 및 주변조직의 기능적 장애에 대한 병리, 진단, 치료를 통해 조직의 기능적 장애, 생화학적 변화, 신경생리학적 변화 및 통증의 발생을 예방하는 것을 목적으로 하는 학문이다.

### 힐링(healing)

'치유하다'는 뜻으로 건강하지 못하고, 병들고, 면역력이 없는 상태를 건강한 원래의 자연상태로 되돌리는것. 힐링이 항상 치료(cure)를 뜻하는 것은 아니다.

### 그라운딩(grounding)

지구와 사람과의 에너지 차원의 연결. 지구와 사람이 연결되어 안전해진다. 필요 없는 에너지가 이 연결선을 통해 빠져나가고 기본적인 보호역할을 한다. 힐러는 레이키 힐링을 할 때 항상 그라운딩을 해야 한다.

오늘 하루는 화내지 않고

근심하지 않으며

감사하는 마음을 가지며

정직하게 일하며

자신과 남을 사랑으로 대한다




《오계》 중, 우수이(1865~1926, 레이키 창시자)

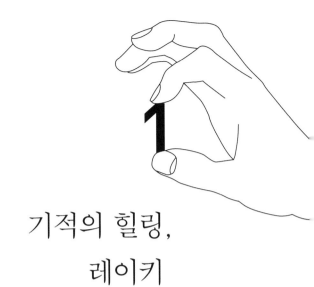

# 기적의 힐링,
# 레이키

가서 병든자를 치료하라

마태복음 10 : 8

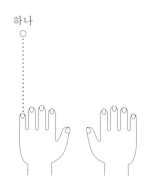

# 1. 당신의 두 손이
# 인생을 바꾼다

## 절망을 희망으로 바꾼 레이키

앞서 일러두기에서도 말했지만, 레이키가 모든 병을 고칠 수 있는 것은 아니다. 하지만 일상적인 질병의 예방·치료에는 도움이 되며 때로는 기적 같은 일을 만들기도 한다.

몇 년 전 레이키 세미나에서 한 여성 레이키 마스터의 경험담을 들은 적이 있다. 그녀의 친구가 일을 하다 넘어져 허리를 크게 다쳤다. 병원 진단 결과 요추 디스크 네 개가 삐져나오고 하나는 크게 손상됐다고 한다. 엎친 데 덮친 격으로 그 친구는 비만에 심장 질환과 당뇨까지 앓고 있어 외과수술이 불가능한 상태였다. 의사는 그 친구에게 6개월을 요양하면서 휠체어 사용법을 배워야 한다고 말했다. 두 번 다시 걸을 수 없다는 청천벽력과 같은 소식이었다.

그녀가 입원한 친구를 방문했을 때 친구 무릎 위에 종기를 발견했다. 종기는 이미 의사가 검사를 마친 상태였다. 그녀가 친구의 종기 위에 손을 얹자 근육의 경련을 느꼈다고 한다. 그녀는 친구에게 짧은 힐링을 하고 경과를 지켜보기로 했다. 그런데 며칠 뒤 그녀의 친구는 혈액검사를 받고 놀라운 결과를 접했다. 더 이상 인슐린 주사를 맞을 필요가 없다는 것이었다. 무려 13년 동안 매일 인슐린 주사를 맞아왔는데도 말이다.

이후 그녀는 다시 친구를 방문해 같이 간 동료 레이키 힐러들과 허리를 다친 친구의 온몸에 힐링을 하였고, 그 다음주 다시 방문했을 때 혼자서 걸어나와 안뜰에 앉아 있는 친구를 볼 수 있었다. 그리고 그 친구는 6개월이 아니라 2주 후에 퇴원했다. 얼마 후 담당의사는 "당신의 병은 완전히 치유됐습니다. 정말 믿기지 않는 기적 같은 일입니다"라며 놀라워했다고 한다.

다음은 임신 6개월째였던 한 여성의 이야기다. 출산일이 다가오자 그녀는 병원에서 검사를 받았다. 병원에서는 태아가 무뇌증이고 태어나더라도 며칠 안에 사망할 것이라고 통보했다. 마침 그녀는 레이키를 하는 사람을 알고 있어서 한 달 동안 레이키를 몇 번받았다. 그 뒤 아이는 정상으로 태어났고 출산도 아주 순조로웠다고 한다.

마지막으로 한 레이키 마스터가 유방에 혹이 세 개나 있는 여성을 치유한 경험을 들을 수 있었다. 그 여성에게는 호두 크기부터 레몬 크기만 한 혹이 유방에 있었다. 주변사람들은 그녀에게 병원에 가보라고 했지만 정작 본인은 수술로 가슴을 도려내는 것을 원치 않았다고 한다. 레이키 마스터는 그녀의 병세가 너무 악화되어 대체요법만으로는 치료가 힘들다고 조언했다. 그래도 희망을 가지고 레이키 마스터 두 명과 함께 매주 그 여성에게 힐링을 했고, 허브도 같이 복용하라고 했다. 한 달 뒤 가슴에는 다크써클이 생겼다. 바르는 연고를 같이 사용하였고, 3개월 뒤에는 혹이 5cm 가량의 큰 종기가 되었다. 몇 주간 고름이 계속 나왔고 결국 그 여성의 혹은 모두 사라졌다고 했다.

이러한 일련의 상황이 레이키를 할 때마다 발생한다고 단정지을 수는 없다. 하지만 정도의 차이가 있을 뿐 레이키는 질병을 치유하는 능력을 분명히 가지고 있다. 앞에서 소개한 사례들처럼 '절망'에서 '희망'으로 삶을 역전한 사람들의 이야기는 지금 이 책을 읽고 있는 당신에게도 얼마든지 일어날 수 있다.

감기는 치료법이 없다?

지금부터는 필자의 사례를 통해 일상생활에서 빈번하게 발생하는 여러 종류의 질병들을 레이키로 고친 경험을 이야기하고자 한다.

언젠가 사무실로 한 아주머니가 어린 딸을 데리고 왔다. 그 아이는 심한 독감에 걸렸는지 몸을 가누기조차 힘들었고 얼굴의 혈색도 나빴다. 마침 시간의 여유가 있던 터라, 아이에게 레이키를 해보기로 마음 먹었다. 레이키가 감기 치료에 효과가 있다는 사실을 책과 주위 동료들의 경험을 통해 알고 있었기 때문이다. 아주머니도 내 말을 곧이곧대로 믿는 것 같아 보이진 않았지만 한번 해보는 것은 괜찮다면서 선뜻 아이를 맡겼다. 처음 보는 아이의 몸에 손을 대는 것이 이상하게 보일 것 같아 약간 떨어져 레이키를 보내기 시작했다. 아픈 아이를 소파에 앉힌 후 손바닥에 아이가 있다고 상상하고 레이키를 보냈다. 한 15분 정도 레이키를 보낸 뒤 힐링을 마쳤다. 그리고 얼마가 지났을까, 옆에서 힐링을 지켜봤던 사무실 직원이 나에게 말을 해주었다. "아이가 힐링이 끝나고 조금 뒤, 벌떡 일어나 마치 아무 일도 없었던 것처럼 활발하게 뛰어놀았어요."

여러 문헌과 사례를 통해 레이키가 감기에 효과가 있다는 사실은 알고 있었지만, 실제로 즉발적인 효과가 나타날 수 있다는 사실을 경험하고 필자도 약간 놀랐었다.

레이키가 아이들에게만 특별히 효과가 있는 것은 아니다. 아이뿐만 아니라 성인에게도 효과가 있다. 한때 삼미그룹 부회장이었다가 롯데호텔에서 견습웨이터부터 다시 시작한 서상록 선생님을 한 호텔 로비에서 우연히 만난 적이 있다. 인사라도 드릴까해서 가까이 다가가 서 선생님의 얼굴을 보니 감기 몸살에 걸린 듯 창백했고, 의자에 깊숙이 등을 대고 앉아 누군가와 힘겹게 대화를 나누고 있었다. 서 선생님께 내가 레이키 힐링을 하고 있으며 레이키 치료를 받으면 감기에 효과가 좋다고 하니 반신반의 하면서 한번 해보라고 하셨다. 허락을 받은 나는 그 자리에서 레이키를 10여 분 정도 보냈다. 힐링이 끝나자 서 선생님은 자신이 언제 아팠냐는 듯 그날의 스케줄이 적힌 수첩을 보기 시작했다. 힐링 전에는 얼굴색도 나쁘고 거동도 불편했는데 힐링 후에는 얼굴색도 좋아지고 거동도 활발해졌다. 원격으로도 도움을 줄 수 있다는 설명을 드리고 오전의 만남을 마쳤다. 오후에는 서 선생님께서 먼저 전화를 걸어와 효과가 있었다면서 원격으로 한 번 더 해달라고 부탁했다. 나는 일산에서 서울에 계신 서 선생님에게 원격으로 에너지를 30분 정도 더 보내주었다.

　레이키로 여러 가지 경험을 했지만 특히 감기에 매우 효과가 있는 것을 알게 되었다. 감기 몸살 같은 경우 '약 먹으면 일주일 가고 치료 안 하고 그냥 있으면 7일 간다'는 우스개 소리처럼, 지금까지 별다른 치료약이 없던 것이 사실이다. 하지만 레이키를 하면 그 즉시 또는 하루 정도면 낫는 것을 여러 번 볼 수 있었다. 이 정도의 힐링은 누구나 할 수 있기 때문에 조금만 관심을 가지고 배운다면 당신의 능력을 주위 사람들을 돕는 훌륭한 도구로 사용할 수 있을 것이다. 그러면 레이키가 감기 치료 이외에 어떤 효능이 있는지 다른 사례를 통해 좀 더 알아보자.

## 뼈를 맞추는 놀라운 경험

　내가 에너지 힐링을 한다는 소문을 듣고 한 아주머니가 중학생 아들을 데려온 적이 있다. 그 학생은 척추가 앞뒤로 심하게 휘는 척추측만증이 있어 숨쉬기도 힘들어보였다. 양방·한방 병원에도 다녀보고 치유전문 요가센터에도 가봤지만 별 다른 차도가 없었다고 했다. 뼈에 대한 경험이 많이 없던 때였지만 한번 해보기로 했다. 레이키와 연결된 뒤 우수이 선생의 도움을 요청하는 기원을 하고 등, 가슴, 골반으로 레이키를 30여 분 정도 보냈다. 결과는 놀라움 그 자체였다. 휘어진 뼈가 70~80% 정도 바로 펴진 것이다. 나 자신도 많이 놀랐지만 옆에 보고 있던 아주머니는 놀라움을 감추지 못했다. 이렇게 변화가 생긴 것은 처음이라며 정말 고맙다는 인사를 했다. 나에게는 레이키가 뼈 교정에도 도움이 된다는 것을 경험하는 좋은 기회였다.

레이키를 전수 받고 레이키 힐링을 하고 있지만 그것이 뼈를 움직일 수 있다고 말하면 믿지 않는 힐러들도 있다. 레이키뿐만 아니라 손으로 척추를 교정하는, 카이로프랙틱을 하고 있는 분을 만난 적이 있다. 그는 카이로프랙틱을 하면서 환자을 이완시키고 편안하게 만들기 위해 레이키를 사용한다고 했다. 그 역시 뼈를 움직일 수 있다고 하니 믿지 않는 눈치였다. 그래서 실험을 해보기로 하였다.

그의 골반을 보니 한쪽이 약간 높았다. 그에게 한쪽이 높다는 것을 확인시켜주고 레이키를 보내기 시작했다. 한 15분쯤 지나자 골반이 윤활유를 진 것처럼 부드러워지고 구름을 능능 떠다니는 것 같이 부드러워졌다고 말했다. 레이키 보내는 것을 마치고 다시 골반을 측정해보니 높이가 같아져 있었다. 그는 조금 의아해 했지만 눈에 보이는 결과는 인정했다.

또 한 사람은 물리치료사로 역시 척추교정요법인 카이로프랙틱과 레이키를 같이 사용하시는 분이었다. 처음에는 척추교정요법만 사용하였는데 많은 힘을 가해야 하고 교정 후 시간이 조금만 지나면 다시 문제가 발생하거나 교정이 되지 않는 경우를 많이 봐왔다고 했다. 하지만 레이키를 사용한 뒤부터는 교정의 효과가 오래 갈 뿐만 아니라 대부분이 교정되었다고 했다. 현재는 척추교정요법보다 레이키를 더 많이 사용한다는 말에 레이키로 뼈를 움직일 수 있다는 나의 믿음은 더욱 확고해졌다.

레이키로 몸의 이완, 통증 완화, 스트레스 해소 같은 많은 변화를 만들어낼 수 있지만 뼈를 움직이는 것은 레이키의 효과를 눈으로 확인하는 가장 확실한 방법이 아닌가 생각한다. 여러분도 가벼운 터치만으로 뼈가 움직이는 것을 보고 싶으면 이 책에 나온 방법을 한번 해보기 바란다. 놀랄 만한 결과를 보게 될 것이다.

# 레이키의 자가치유

언젠가 집에서 납땜할 일이 있어 전기인두를 만지다가 실수로 인두 끝이 손등에 닿아 상처를 입었다. 나는 레이키를 실험할 좋은 기회라 생각하고 레이키를 보냈다. 처음에는 상처가 붉게 변하고 물집이 생기며 통증이 있었다. 하지만 레이키를 보내고 얼마 지나지 않아 통증이 많이 줄어들었고 30분이 지나자 상처가 약간 줄어드는 것을 볼 수 있었다. 그 후로도 시간이 날 때마다 상처부위에 레이키를 보냈다. 보통 때 같으면 잘 아물지도 않고 덧나던 상처가 단 며칠 만에 흉터 없이 아물었다.

또 한번은 외벽에 페인트칠을 하다 바람이 불어 얼굴과 눈에 페인트가 묻었다. 눈과 눈꺼풀에 심한 열감이 시작되었다. 다음날 물로 눈을 씻어도 따가운 통증이 있었다. 나는 곧 레이키 자가치유를 시작했다. 1~30분 만에 많이 완화되었고 두 시간 뒤에는 완전히 나았다. 눈이 더 이상 붉지도 않았고 모든 통증과 부기가 완전히 사라졌다.

자가치유를 하기 힘든 경우도 있다. 한번은 번역하던 책의 납기 일이 다가오고 다른 일도 겹쳐 너무 무리하는 바람에 힘들었던 적이 있었다. 병에 걸린 것은 아니었지만 에너지가 고갈되어 일어나 앉기도 힘들 정도였다. 그때는 나 자신도 어쩔 수 없어 다른 사람의 도움을 요청하였다. 인터넷을 통해 하와이와 말레이시아에 있는 힐러의 원격치유를 받았다. 그 후로 우리나라에도 레이키 힐러들끼리 서로 도움을 주고받을 수 있는 사랑방이 있으면 좋겠다는 생각이 들었다.

레이키 자가치유를 통해 병세가 호전된 사람의 경험을 들어본 적이 있었다. 그분은 통증이 목으로 퍼지자 중풍에 걸릴 가능성이 있다는 것을 의식하고 앰뷸런스를 불렀다. 통증이 심해지자 이상한 고요가 찾아왔고 마침 자가치유 테크닉이 떠올라 거기에 집중했다고 한다. 찬란하게 빛나는 흰 기둥이 정수리 차크라에 나타났고 그 빛은 위독한 상태에 있는 내내 몸에 붙어 있었다. 그는 응급실로 이송되었고 집중치료 환자가 되었다. 그리고 뇌동맥류라는 진단을 받았다. 그는 입원 후 3일간 아픈 부위를 흰빛으로 목욕시키면서 동맥류를 힐링하는 명상을 했다. 또 손가락에서 레이키가 나와 뇌를 쓰다듬는 시각화를 하였다. 병원에 있는 동안 이 두 가지를 계속하였다. 나흘째 되던 날 집중치료실에서 CAT를 촬영한 뒤 의사는 이미 수술을 한 것처럼 보인다고 말했다. 마침내 그는 여드레 만에 집으로 돌아왔고 그 후 재발하지 않았다고 한다.

이 사례는 자신이 자신의 병 치료에 얼마나 도움을 줄 수 있는 가를 잘 보여준다. 의사의 치료도 받지만 자가치유를 하면 그 치유속도가 훨씬 더 빨라질 것이다.

# 레이키와 병원

레이키는 일반인들이 많이 사용하지만 병원에서 사용하는 경우도 볼 수 있다. 특히 미국의 병원에서는 의사와 간호사들이 많이 사용하고 있다. 수술 전과 수술 후에 회복을 촉진하기 위해서 또는 특별한 증상을 치유하기 위해서 레이키를 사용한다. 로빈슨이라는 미국의 비뇨기과 의사는 다음과 같이 말했다.

"어느 날 저녁, 화학요법 치료를 받은 환자가 설사와 탈수 때문에 응급실로 옮겨졌다. 응급처방으로 수액을 조절하는 IV를 주사해야 했다. 하지만 화학요법을 받는 환자는 정맥이 매우 약해 찾을 수 없는 경우가 있다. 이런 경우에는 외과의사가 피부를 잘라 정맥에 IV를 주사하게 된다. 여섯 명의 간호사가 환자의 정맥을 찾으려고 했지만 찾을 수 없었다. 그래서 외과의사를 부르려고 하던 중 혈관을 확장시키는 레이키의 속성이 기억나 혈관을 확장시키는 레이키를 환자에게 90초 정도 보냈다. 그러자 확장된 정맥이 나타났다. 덕분에 IV를 주사할 수 있었고 간단한 수술은 취소되었다."

# 레이키 힐링의 주인공은, 바로 당신

내가 처음 레이키 힐링을 하는 것을 보았을 때 그것은 거의 기적에 가까웠다. 약이나 어떤 도구를 사용하지 않고 단지 맨손으로 그것도 힘을 가하거나 접촉하지 않고 사람을 치유하는 것은 그야말로 경이로움 그 자체였다. 팔을 움직이기 어려웠던 사람이 팔을 움직이고, 아팠던 통증이 사라지고, 병원에서도 호전이 안 되던 증상이 좋아지는 것이 너무 신기했다. 처음에는 호기심에 이론을 공부하고 여러 사람들에게 배운 대로 직접 해봤지만 조금씩 결과를 얻어 더 어려운 경우에도 효과를 보는 경험을 많이 하게 되었다. 지금은 그 기적 같은 일들이 일상이 되어버렸다. 그럼 이러한 것이 누구에게나 가능할까? 나는 자신있게 '그렇다'라고 답할 수 있다. 나 역시 맨손으로 누구를 치유한다는 것을 전혀 믿지 않았고 어떠한 특별한 능력도 없었지만 지금처럼 치유를 할 수 있게 되었기 때문이다. 전수를 받고 몸을 수련하자 나 자신뿐만 아니라 남들에게 도움을 줄 수 있는 능력이 계발되었다. 여러분도 전수를 받고 지침에 따르기만 한다면 자신의 건강을 지키는 것은 물론 남에게 도움을 줄 수 있을 것이다. 이후에 조금 더 자세히 이야기하겠지만 타카타 여사의 예를 들어보면 보다 이해가 잘 될 것이다. 타카타 여사는 레이키를 처음으로 서양에 전파한 사람이다. 그녀는 일본계 미국인으로 39세까지는 힐링과 전혀 관계 없는 평범한 여성이었다. 39세 때 중병에 걸렸지만 수술 대신 일본으로 가서 레이키를 받고 완치되었다. 그 이후에 레이키를 배우고 마스터가 되었다. 미국으로 돌아온 그녀는 많은 사람들에게 레이키 힐링을 하고 가르치는 일을 했다. 타카타 여사에게 힐링을 받으려면 많은 비용을 지불해야 했고 마스터 전수를 받으려면 10,000달러를 지불해야 했다. 중요한 것은 돈을 벌었다는 것이 아니라 평범한 사람이 레이키 힐링을 배운 뒤 자신과 남을 돕는 일을 하게 된 것이다. 이 책을 보고 있는 당신도 배우기만 하면 능력을 발휘할 수 있다는 것을 실제로 보여주는 좋은 예라고 생각한다. 자신이 평범할지라도, 여기에 나온 테크닉을 따라 하기만 한다면 당신도 자신과 남을 도울 수 있는 사람이 될 것이다.

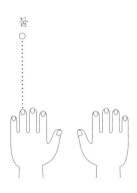

둘

# 2. 레이키와 치유의 원리

## 레이키란 무엇인가?

집안을 한번 둘러보자. 전기에너지를 사용하지 않는 가전제품이 몇 개나 될까? 거의 없다고 해도 과언이 아니다. 흔히 사용하는 전기믹서를 보더라도 전기가 공급이 되면 그때서야 모터가 돌아간다. 전기히터도 전원을 연결하고 전기에너지를 공급해야만 열을 방사해 실내온도를 따뜻하게 한다. 선풍기는 전기에니지로 팬을 돌려 시원한 바람을 만들고 텔레비전은 전기에너지를 이용해 우리에게 볼거리를 제공한다. 컴퓨터는 전기에너지를 받아 인간에게 필요한 여러 가지 기능을 수행한다. 이처럼 가전제품들의 역할은 달라도 모두 전기에너지를 공급 받아 동작하며 전기공급이 원활하지 않으면 제 역할을 하지 못한다. 이 원리는 현대인들에게는 매우 일반적인 상식이지만, 앞으로 우리가 레이키를 이해하는 데 중요한 시발점이 될 것이다.

우리 몸은 여러 가지 작용을 한다. 우선 외부적으로는 보고, 듣고, 느끼고, 맛보고, 냄새 맡으며 정보를 받아들인다. 내부적으로는 소화, 배설, 호르몬 분비와 같은 작용을 한다. 또 머리로는 생각하고, 판단하고, 예측하는 등 한 차원 높은 기능을 한다. 자, 그렇다면 여기서 우리는 한 가지 질문을 던질 수 있다. 우리 몸의 이런 모든 작용을 일으키는 힘의 근원은 무엇일까? 다시 말해 가전제품이 제대로 동작하기 위해서 전기에너지가 필요하듯 몸의 작용이 일어날 수 있는 근본적인 힘은 무엇일까? 중국과 한국을 비롯한 한자문화권에서는 이것을 '기(氣)', 인도에서는 '프라나 Prana', 서양에서는 '생명에너지life force'라고 한다. 그리고 우리가 앞으로 친숙하게 접할 우수이 선생은 그 힘을 '영기靈氣', 즉 레이키라고 하였다. 이 생명에너지는 물고기가 바다에서 물을 접촉하듯 우리 주변에 있어 저절로 공급받을 수 있다. 또한 이 생명에너지는 우리의 마음으로 조절이 가능하다.

따라서 '레이키를 보낸다'는 의미는 우리가 살고 있는 이 공간에 무한하게 존재하는 생명에너지를 필요한 사람에게 보내주는 것이다. 자, 이제부터는 레이키의 구성요소인 경락, 차크라, 오라에 대해서 하나씩 살펴보자.

## 경락, 생명에너지를 공급하는 통로

경락이란 과연 무엇일까? 말 자체는 낯설지만 우리 몸의 세포를 생각하면 이해하기 쉽다. 세포가 정상적으로 활동하기 위해서는 혈액의 역할이 굉장히 중요하다. 물, 영양분, 산소가 혈액을 통해 각 세포에 공급돼야만 우리 몸은 정상적인 기능을 수행하기 때문이다. 마찬가지로 우리 몸의 세포들이 제 역할을 담당하기 위해서는 생명에너지를 공급해야 한다. 이 생명에너지를 공급하는 통로가 바로 '경락'이다.

몸에는 몇 개의 큰 경락과 무수히 많고 작은 경락이 있다. 레이키에서는 그 중에서도 두 경락, 즉 임맥과 독맥을 중요시한다. 그 이유는 두 경락에 에너지 센터인 차크라가 있고 두 경락이 다른 경락들을 조절하기 때문이다. 임맥은 몸의 전면 중앙을 통해 흐르고 독맥은 몸의 뒷면 중앙을 통해 흐르면서 머리, 몸통 부위에 생명에너지를 공급한다. 임맥에는 정수리, 심장, 태양신경총, 배꼽, 성, 회음 차크라가 있고 독맥에는 기본, 명문, 뒷면 태양, 심장 차크라가 있다.

### 차크라, 우리 몸의 발전기

여러분들에게 다소 낯선 단어인 차크라는 레이키에서 매우 중요한 역할을 하는 에너지 기관이다. 전기에 비유하면 발전기라고 할 수 있다. 즉 외부의 무한한 생명에너지를 몸에 맞게 변형해 끌어오는 역할을 한다. 몸으로 들어오는 생명에너지는 반드시 차크라를 통해 들어온다. 만약 에너지 통로인 경락이 정상이어도 차크라에 이상이 있으면 생명에너지 공급이 제대로 되지 않는다.

우리 몸에는 일곱 개의 중요한 차크라가 있다(pp.40참고). 각 차크라는 꽃 모양을 하고 있다. 기본 차크라는 꼬리뼈 밑에 있고 육체 전부를 관리하며 근육과 골격계 내부기관에 생명에너지를 보낸다. 이 차크라가 활성화되어 있는 사람은 건강하고 튼튼하다. 뿌리가 약하면 나무가 약한 것처럼 기본 차크라가 약하면 몸도 매우 약하게 된다. 그래서 기본 차크라를 뿌리 차크라라고도 한다. 성 차크라는 치골 부위에 있고 성기와 방광을 관리하고 북돋워준다. 이 차크라에 이상이 생기면 성과 관련된 문제가 생긴다. 태양신경총 차크라는 명치 밑 부위에 앞뒤로 있다. 횡격막, 췌장, 간,

위를 다스리고 북돋워주며 몸의 활력에도 영향을 미친다. 심장 차크라는 가슴 중앙에 위치하며 주로 심장과 폐에 생명에너지를 공급한다. 심장 차크라의 이상은 천식이나 폐의 문제로 나타날 수 있다. 목 차크라는 목 중앙에 있고 목, 갑상선, 부갑상선, 임파계를 관리하고 북돋워준다. 이마 차크라는 이마 중앙에 있고 제3의 눈이라고도 하며 송과선과 신경을 관리한다. 정수리 차크라는 정수리에 있고 송과선, 뇌, 몸 전체를 관리하고 북돋워준다. 또 생명에너지가 들어오는 주요 입구이다. 정수리 차크라를 북돋워주면 온몸을 북돋는 효과가 있다. 이상이 생기면 머리와 관련된 질환이나 정신질환으로 나타날 수 있다.

부정적인 감정과 생각이 차크라에 영향을 마치면 경락에 공급되는 생명에너지가 줄어들어 육체의 질병으로 나타난다. 반대로 긍정적인 생각과 감정을 가지게 되면 차크라가 활발하게 작용하여 건강해진다. 그러므로 레이키에서는 차크라를 다루는 것이 무엇보다 중요하다.


### 오라, 에너지 장

자석의 주변에 자장이 생기는 것처럼 생명에너지가 작용하면 그 주변에 에너지 장이 생긴다. 이 에너지 장을 오라라고 한다.

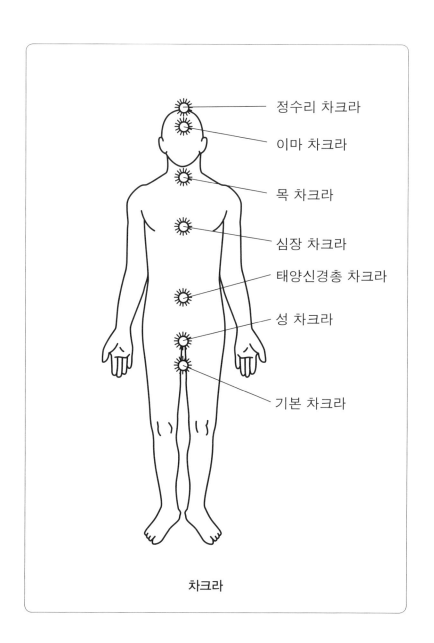

정수리 차크라

이마 차크라

목 차크라

심장 차크라

태양신경총 차크라

성 차크라

기본 차크라

**차크라**

오라가 레이키 힐링에서 중요한 이유는 오라를 탐지함으로써 몸 전체의 건강 상태나, 각 장기의 상태를 어느 정도 알 수 있기 때문이다. 이 책 뒷부분에 나오는 탐지 테크닉을 사용하면 오라를 탐지해 이상 유무를 판단할 수 있다. 예를 들어 위의 상태를 알고 싶으면 손을 위에서 2~30cm 정도 위치에 놓아 오라를 느낌으로써 위의 에너지 상태를 알 수 있다. 만약 오라가 약하면 위 기능이 약한 것이고, 너무 강하거나 이상한 느낌이 있으면 위의 작용이 정상이 아님을 알 수 있다. 오라의 느낌은 여러 가지이므로 정확히 판단하려면 어느 정도의 숙련이 필요하다.

## 레이키의 창시자와 전파자

레이키 힐링은 우수이 선생이 체계화했으며 선생의 제자 중 한 명인 타카타 하와요 여사에 의해 서양에 알려졌다. 현재 레이키는 일본을 포함한 전 세계에서 수백만 명이 사용하는 힐링으로 발전했다. 레이키의 역사를 알기 위해서는 우수이 선생의 행로를 아는 것이 기본이다.

## 우수이 선생

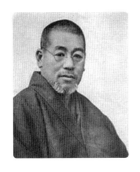

우수이 선생은 1865년 8월 15일, 일본 기후현에서 태어났다. 유복한 가정에서 태어난 그는 4살 때 구라마 산 근처에 있는 천태종 불교 학교에 입학했고, 생명에너지 계발에 토대를 둔 '양생과 치유를 위한 기공'을 공부했다. 하지만 이 힐링법이 힐러의 생명에너지를 고갈시킨다는 것을 깨닫게 되었다. 이때부터 우수이 선생은 자신의 에너지를 고갈시키지 않고 치유하는 방법을 찾기 위해 더 열심히 배우고 연구했다.

이후 우수이 선생은 유럽과 미국을 여행하며 의학, 심리학, 종교, 운명학 등을 공부했다. 귀국 후에는 당시 건강복지부 장관 신페이 고토의 비서로 일하면서 사이킥 능력을 계발하는 초자연 그룹인 레이 쥬타 카의 회원으로 활동했다. 이때의 인맥이 사업을 하는 데 많은 도움이 됐다고 우수이 선생은 회고한다.

1914년 우수이 선생은 사업실패로 파산했다. 이후 우수이 선생은 어린 시절 불교를 배웠던 구라마 산에서 대부분의 시간을 명상하며 보냈다. 천태종 사찰이 개최하고 후원하는 21일 훈련과정인 '이슈 구오'에 등록한 것도 이때였다. 이 훈련 동안 우수이 선생은 단식, 명상, 기도, 낭송에 집중했다. 그러던 어느 날, 구라마 산의 작은 폭포 밑에서 명상을 하다 백회(정수리 차크라)로 레이키 에너지가 들어와 우수이 선생의 힐링 능력이 엄청나게 향상되었고, 어린 시절부터 꿈꾸던 '자신의 에너지를 고갈시키지 않고 다른 사람에게 치유할 수 있는 방법'을 터득하게 됐다.

우수이 선생은 새롭게 생긴 이 힐링 능력을 다른 사람을 위해 사용했다. 7년 동안 교토의 가난한 사람들을 위해 무료로 힐링했으며, 1922년에 '우수이레이키요법학회'라는 힐링 단체를 만들고 강의와 치료를 했다.

우수이 선생은 수련의 첫 번째 단계를 초전(初傳)이라고 하였으며 4레벨로 나누었다. 두 번째 단계는 오전(奧傳)이라 하며 2레벨로 이루어져 있다. 마지막 단계는 신비전(神秘傳)으로 마스터 레벨이다. 그리고 심볼에 대해서는 나중에 설명하겠지만 우수이 선생은 단지 네 개의 심볼만 가지고 있었다. 이 사실은 후미오 오가와와 우수이레이키요법학회의 다른 멤버들에 의해 증명되었다. 당시에는 지금과 같은 전수의식(어튜먼트:Attunement, 靈授)이 있었던 것이 아니라, 우수이 선생과 시간을 보내면서 이심전심(以心傳心)으로 레이키를 할 수 있는 능력을 전수 받았다. 오늘날 같이 개인적으로 진수하는 공식적인 어듄먼트가 생긴 것은 레이키가 많이 발전된 후였다.

1923년에는 토교에서 간토 대지진이 일어났다. 14만 명 이상이 사망했고 건물의 반 이상이 무너지거나 불탔다. 많은 사람들이 집을 잃고, 부상을 당하고, 병들고, 슬픔에 빠졌다. 우수이 선생은 이 사람들을 불쌍히 여겨 레이키로 가능한 한 많은 사람들을 치료하기 시작했다. 이를 계기로 일본에서는 레이키에 대한 수요가 급증하기 시작했고, 우수이 선생은 1925년 토교 나가노에 이전보다 훨씬 큰 클리닉 센터를 세웠다. 이를 계기로 힐러로서 그의 명성은 전 일본에 알려졌다.

우수이 선생은 한 곳에 머무르기보다는 여행을 하며 더 많은 사람을 치유하고 가르쳤다. 2,000명 이상의 학생을 가르쳤고 다른 사람에게 레이키를 전할 수 있는 16명의 제자를 육성했다. 일본 정부는 여러 사람을 도운 그의 업적을 치하하며 상을 주기도 했다.

1926년 3월 9일 중풍으로 타계한 우수이 선생은 생이 다하는 날까지 후쿠요마에서 제자들을 가르쳤다. 그의 묘는 토교 수기나미의 아이호지사에 있다. 제자들은 그를 위해 묘 옆에 기념비를 세웠다. 우수이 선생의 뒤를 이어 우시다 씨가 '우수이레이키요법학회'의 교장이 되었고 우수이 선생의 기념비를 세우고 유지하는 일을 하였다.

16명의 제자 중 한 사람인 추지로 하야시는 토교에 레이키 학교와 클리닉을 가지고 있다. 그가 기록한 치료과정과 강의 매뉴얼에는 여러 질환에 대한 손자세가 자세히 나와 있다. 그는 자신에게 강의를 받는 많은 학생들에게 클리닉에서 일하면서 레이키 수련을 받게 했다. 1935년에는 이 클리닉에 서양으로 레이키를 전파한 타카타 여사가 방문했다. 타카타 여사는 레이키의 역사적에서 중요한 인물이다. 그녀가 어떻게 레이키를 접하고 전파하게 되었는지 잠시 살펴보자.

## 타카타 여사

타카타 여사는 1900년 12월 24일, 하와이에서 태어났다. 하와이로 이민을 간 그녀의 아버지는 사탕수수나무 농장에서 일했다. 그녀는 사이치 타카타라는 서점직원과 결혼해 두 딸을 두었다. 1930년 남편이 죽자 타카타 여사는 가정을 부양하기 위해 매우 열심히 일해야 했다. 하지만 5년 뒤 폐와 복부의 심한 통증과 신경마비 증상을 겪었다. 그리고 그녀의 딸 중 하나가 죽어 부모가 있는 일본을 방문하게 되었다.

일본 방문 중 한 병원에서 그녀는 종양, 담석, 맹장염, 천식이라는 진단을 받았다. 의사는 당장 수술을 준비해야 한다고 했지만 그녀는 대신 하야시 클리닉을 방문하였다.

타카타 여사는 레이키를 잘 몰랐지만 의사가 진단한 것과 레이키 힐러가 진단한 것이 거의 일치한다는 것에 깊은 인상을 받았다. 곧바로 여사는 레이키를 받기 시작했고 네 달 만에 병을 완전히 치료했다. 그때부터 그녀는 자신의 인생을 뒤바꾼 레이키를 배우기 시작했다. 1936년 하야시 씨로부터 초전을 받았고 1년 정도 일한 뒤 두 번째 등급인 오전을 받았다. 1938년에는 신비전인 레이키 마스터가 되었다.

타카타 여사는 다시 하와이로 건너가 레이키 힐링과 교육을 시작하여 22명의 레이키 마스터를 키웠다. 그녀의 제자들을 통해 레이키가 미국에 전파되어 오늘날과 같이 널리 퍼지게 되었다. 현재는 전 세계에 20만 명 이상의 마스터와 백만 명 이상의 힐러가 있으며, 계속해서 그 숫자가 증가하고 있다.


## 몸이 몸 자신을 치유한다

레이키에서는 "몸이 몸 자신을 치유한다"라고 여긴다. 만약 손목이 부러져 깁스를 하고, 통증을 경감시키기 위해 아스피린을 먹거나, 수술로 맹장을 떼어내고 항생제를 먹더라도 약이나 수술 그 자체가 당신을 온전히 치유하지는 못한다. 약이나 깁스 그리고 수술이 우리 몸을 치유하는 근본적인 도구(method)가 아니라는 말이다. 현재 당신이 가지고 있는 여러 고통과 질병을 치유하는 힘은 당신 자신이다. 우리 몸만이 몸을 멋지게 치유할 수 있다. 우리가 완전히 이해하지 못하는 과정도 있지만, 몸이 놀라운 능력을 발휘하여 자신의 몸을 고친다는 사실은 부인할 수 없다.

현대 의학은 손가락이 베었을 때 낫는 과정의 신경·화학적 반응을 이렇게 설명한다.

---

**1단계**  신경은 통증의 신호를 뇌로 전달해 문제가 있다는 것을 알린다
**2단계**  백혈구가 환부에서 세균이나 해로운 물질과 싸운다
**3단계**  혈소판이 피를 응고시키고 딱지를 만든다
**4단계**  딱지 밑에서 피부 세포가 자란다

---

현대 의학은 이처럼 과정은 설명할 수 있지만, 그 과정에서 우리 몸이 어떻게 그러한 작용을 하는지는 설명하지 못한다. 또 어떠한 힘이 이러한 치유를 가능케 하는지도 역시 밝혀내지 못한다. 대부분의 사람들은 이 자가치유 능력 뒤에 어떠한 의식이 존재한다는 것을 직관적으로 알고 있다. 그 의식은 우리가 폐에게 숨을 쉬라고 명령하지 않아도 어떻게 숨쉬는지를 알고 있는 바로 그것이다. 우리는 자신의 몸을 치유하기 위해 사용하는 에너지 저장고를 가지고 있다. 그렇지 않으면 백혈구 세포가 늘어나고 상처가

있는 곳의 감염을 없애는 등의 작용을 할 수 없다. 현대 의학에서는 이 치유과정과 여기에 사용되는 에너지를 우리의 의지로 조절할 수 없다고 말한다.

하지만 지금부터 이 책을 통해 당신은 또렷한 의식으로 무의식이 행하는 치유과정을 조절할 수 있다. 그 과정에서 당신의 몸을 치유하기 위한 치유에너지 이용법을 배울 것이다. 그 치유에너지는 특정한 건강상의 문제를 치유할 수 있다. 레이키는 그러한 능력을 당신에게 가져다줄 것이다.


모든 사람은 차크라, 경락(나디)을 통해 흐르는 기(생명에너지)가 있기 때문에 살 수 있다. 건강하려면 기가 자유롭고 균형 있게 흘러야 한다. 육체의 장기와 세포조직에 생기를 불어넣는 것이 바로 기이다. 기가 막히면 장기와 조직의 동작에 장애가 생긴다. 그러므로 기의 흐름이 막히는 것은 병의 주요 원인이다.

기는 생각과 감정에 반응한다. 긍정적이고 낙관적인 생각을 할 때는 기의 흐름이 증가해 몸의 상태가 좋아진다. 반대로 부정적인 생각을 할 때는 기가 막히고 흐름이 감소해 몸이 나빠지게 된다. 의식적이건 무의식적이건 자신에 대한 부정적인 생각과 감정을 받아들이면 기의 흐름이 막히게 된다. 이런 상태에서는 몸의 여러 장기와 조직이 막힌 곳의 위치에 따라 악영향을 받는다. 결과적으로장기와 몸의 세포의 작용을 감소시키는 '막힘'을 해소하지 않으면 사람은 점점 병들게 마련이다.

레이키 힐링을 받으면 치유에너지가 기가 막힌 곳으로 간다. 보통 손에서 가장 가까운 부위의 막힌 곳으로 치유에너지가 간다. 그러나 손에서 멀리 떨어져 있더라도 우선 치료해야 할 곳으로 가기도 한다. 그다음 레이키 에너지는 기의 자연스러운 흐름을 막는 부정적인 생각과 감정을 치유한다. 이러한 것은 여러 형태로 나타난다. 레이키는 에너지 장의 환부를 통해 흘러 그 부위를 긍정적인 에너지로 북돋워주고 부정적인 생각과 감정이 붙어 있는 부위의 진동레벨을 올린다. 이를 통해 부정적인 에너지가 부서지고 떨어져나간다. 그렇게 하여 레이키는 에너지 통로를 정화, 교정, 치유하여 건강한 기가 자연스럽게 흐르도록 만든다. 막힌 에너지가 에너지의 상위 차원으로 끌어올려져 처리되는 경우도 있다. 어떤 때는 막힘이 해소될 때 녹아 없어지거나 타버리는 경우도 있는데, 그런 경우 차가움이나 뜨거움을 느끼기도 한다. 기가 자연스럽게 흐르게 되면 장기와 조직의 치유가 시작된다.

레이키는 강력하면서 동시에 부드럽다. 레이키는 알려진 모든 병과 상처뿐만 아니라 다중경화증(중추신경계 질환으로 뇌와 척수에 걸쳐서 작은 탈수(脫髓) 변화가 되풀이하여 산발적으로 일어나는 병), 심장질환, 암, 피부염증, 자상, 타박상, 골절, 두통, 감기, 독감, 목의 염증, 햇볕으로 인한 화상, 피로, 불면증, 임포텐츠(음경이 발기하지 않기 때문에 성교가 되지 않는 상태) 등에 도움을 준다. 또한 다른 종류의 치료법과 함께 사용하면 효과를 극대화할 수 있다.

레이키를 받는 사람은 마치 아름다운 빛이 방사되는 것과 같은 느낌을 받는다. 게다가 환자와 힐러의 의식을 긍정적으로 만들 뿐만 아니라 영적 경험을 하게 하는 등 많은 이로움을 준다. 레이키 힐링은 다른 종류의 치료법과 함께 잘 작용하므로 레이키 받는 것에 제약을 둘 필요는 없다. 레이키를 받고 싶다면 레이키를 인정하는 의사의 감독 하에 받는 것이 좋다.

레이키를 받는 동안에도 정기적인 병원치료를 받을 수 있다. 레이키는 화학요법이나 외과수술을 할 때 치료의 부작용을 줄일 뿐만 아니라 효과를 증진시킨다. 또 회복기간을 단축시키고 고통과 스트레스를 줄여 환자의 상태를 긍정적으로 만든다. 감정적 트라우마나 다른 문제를 치유하기 위해 정신요법을 받는 사람들 중에는 레이키를 받는 환자들이 받지 않는 환자보다 더 빨리 퇴원한다는 임상실험 결과도 있다. 정신적으로는 기억력 증가, 자기 확신의 증가와 같은 효과도 있다. 환자에게 육체적, 정신적 문제가 있고 레이키를 받기를 원한다면 의사의 감독 하에 받도록 하는 것이 좋다.

# 레이키와 다른 요법 함께 사용하기

레이키는 손을 사용하는 여러 요법들과 함께 사용할 수 있다. 안마·물리치료·카이로프랙틱·경락마사지·두개골천골요법 등을 위해 몸에 손을 놓을 때 레이키를 보낼 수 있다. 레이키는 몸의 에너지 차원에서 작용하고, 안마와 물리치료는 근육이나 관절에 작용하므로 두 가지 작용이 함께 일어난다면 환자의 통증이나 긴장완화에 도움이 된다. 마찬가지로 카이로프랙틱, 두개골천골요법, 경락마사지에도 레이키를 사용하면 시너지효과를 기대할 수 있다. 레이키와 다른 요법은 다음과 같이 함께 사용할 수 있다.

● 환자가 앉아 있다면 손을 어깨나 정수리 위에 두고 조용히 앞에 서서 레이키 에너지를 보낸다.

● 환자가 누워 있다면 손을 어떤 위치에 두어도 괜찮다. 주로 몸의 앞면에서는 손을 심장 차크라와 성 차크라에 두고, 몸의 뒷면에서는 목과 허리에 둔다.

● 힐링을 하기 전과 후에 오라 정화법을 사용하여 탁한 에너지를 쓸어낸다. 환자가 레이키로 이완된다면 다른 요법들의 효과를 훨씬 높일 수 있다.

# 레이키 전수

레이키 힐링은 다른 힐링과는 교육방법부터 확연히 다르다. 레이키 마스터가 전수를 하여 치유능력이 학생에게 전수된다. 전수를 하면 학생의 차크라와 에너지 통로에 레이키, 즉 생명에너지를 연결하는 능력이 심어져 학생이 레이키의 근원과 연결된다. 레이키 마스터는 전수과정을 조절하는 것이 아니라 단지 전수에너지가 흐르게 하는 역할만 한다.

대부분의 사람들은 레이키 전수과정 중에 강력한 영적 경험을 한다. 그 경험은 전수를 받는 사람의 필요에 따라 일어난다. 개인적으로 메시지를 받거나, 힐링이 일어나거나, 과거를 경험하는 것 같은 미스터리한 경험을 했다는 사례가 많이 있다. 전수를 받으면 사이킥 능력(신령 또는 사자(死者)의 뜻을 전달하거나, 심령현상을 일으키는 능력) 또한 증진된다. 레이키 전수를 받은 뒤 제3의 눈이 열리거나 직관이 증진되거나 다른 사이킥 경험을 했다는 사람도 종종 있다.

레이키 전수를 받으면 평생 동안 레이키를 사용할 수 있다. 그 능력이 사라지는 경우는 절대 없다. 각 단계별로 한 번만 전수를 받으면 레이키와 연결하는 능력이 활성화되므로 여러 번 다시 전수 받아도 된다. 전수를 다시 받으면 레이키와 연결능력이 강화되고 에너지의 강도도 세진다. 게다가 개인적 문제가 치유되고 마음이 명확해지며 사이킥 능력이 증진되고 의식 레벨이 높아지는 것과 같은 여러 효과를 경험할 수 있다. 보통 전수를 처음 받을 때는 비용이 들지만 추가로 받는 전수는 그렇지 않다.

레이키 전수는 몸, 마음, 감정을 정화하는 과정부터 시작한다. 몸에 축척돼 있던 독소가 배출되고 더 이상 필요치 않은 감정과 생각의 패턴도 배출된다. 하지만 레이키 전수를 받는다고 이런 현상이 처음부터 모든 사람에 꼭 나타나는 것은 아니다. 변화를 촉진하기 위해서 당신에게 무엇이 일어나고 있는지를 이해하는 것이 중요하다. 변화가 일어날 때는 그것이 좋은 것일지라도 몸의 각 부위가 새로운 상태에 적응하기 위한 시간이 필요하다. 따라서 휴식을 더 취하고 명상시간을 갖는 것이 좋다. 전수 전과 후에 일어나는 정화과정은 전수를 받은 사람에게 유익하다.

전수를 받은 후 힐러는 치유가 필요한 사람에게 '치유를 한다'는 의도를 가지고 손을 올려놓기만 하면 된다. 그러면 레이키 에너지, 즉 기가 자동적으로 흐르게 된다. 레이키는 어디로 가야할지, 무엇을 해야 할지를 정확히 알고 있으므로 레이키를 관리할 필요는 없다. 최고의 결과는 조용히 이완하고 당신을 통해 흐르는 에너지를 즐길 때 얻어진다.

다시 한번 강조하지만 레이키 에너지는 환자가 무엇이 필요한지 또 올바른 효과를 내기 위해 무엇을 조정해야 하는지 알고 있다. 레이키는 항상 유익하기 때문에 주어야 할지 말아야 할지를 걱정할 필요가 전혀 없다. 또한 힐러가 치유를 지시하거나 무엇을 해야 할지, 무엇을 치유할지를 결정하지 않으므로 환자의 카르마(불교 용어로 '업'(業)이라는 의미)를 대신 진다거나 하는 위험이 없다.

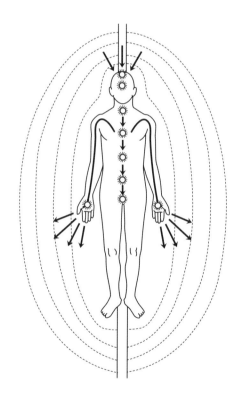

전수 후의 레이키(생명에너지)의 흐름 : 정수리로 들어와 손으로 흐른다.

힐러는 단지 레이키 에너지의 통로역할을 하므로 레이키 힐러의 에너지는 절대 고갈되지 않는다. 레이키를 전하는 동안 환자와 힐러, 두 사람 모두에게 치유가 일어난다. 힐링을 하면 힐러의 에너지가 증가되고 사랑과 건강이 충만하게 되는 이유가 바로 이 때문이다.

레이키 힐링을 배우려면 지적능력이 높거나 명상을 잘 해야 하는 것은 아니다. 또 몇 년간의 고된 수련도 필요 없다. 전수가 되면 레이키의 근원과 연결이 되어 레이키 에너지를 사용할 수 있다. 그러므로 누구나 쉽게 배울 수 있다. 2부에서 레이키를 사용하기 위한 자세한 전수방법을 설명할 것이다.


# 레이키에 대한 모든 궁금증을 파헤친다

여기까지 읽은 당신이라면 레이키에 대해서 알 듯 모를 듯한 궁금증이 밀려올 것이다. 지금부터는 레이키에 대해서 일반인들이 궁금해 하는 것들을 문답식으로 알아보도록 하자.


● 질문 – 레이키 통로가 막히거나 흐르지 않게 되는 경우가 있는가?

그런 일은 일어나지 않는다. 전수를 받으면 자신이 레이키의 통로가 되어 죽을 때까지 이 신성한 에너지와 연결된다.

20년간 레이키를 사용하지 않았어도 사용하려고 한다면 즉시 연결된다.

● 질문 – 레이키를 보냈는데 아무런 변화가 일어나지 않았다. 괜찮은 것인가?

레이키가 생명체 안으로 흘러들어 갔을 때는 반드시 무엇인가 일어난다. 그러나 그것이 바라던 바와는 상당히 다를 수 있다. 레이키는 항상 자신의 방식으로 작용하며 힐러는 어느 정도 범위 내에서만 영향을 줄 수 있다. 예를 들어 머리를 치료하기 위해 머리에 손을 두었지만, 레이키는 배 위로 가는 경우가 있다.

● 질문 – 손에서 아무 것도 느끼지 못하는 경우가 있는데 그 이유는 무엇인가?

몇 가지 이유가 있을 수 있다. 생활이 바쁜 경우 감각이 둔해질 수 있다. 그런 경우에는 긴장을 풀고 휴식을 취하면 우리 손은 금세 민감해진다. 레벨1인 경우 민감성이 아직 완전히 계발되지 않았을 수도 있다. 하지만 실제로 에너지가 전혀 흐르지 않는 경우도 있다. 레이키를 받는 사람에게 막힘이 있거나 에너지를 원치 않으면 흐르지 않는다. 그런 경우에는 아무 것도 느끼지 못하게 된다. 이럴 때는 막힘이 있는 곳을 치료하여 에너지 흐름이 원활하게 만든다.

● 질문 – 힐링을 사용하려면 레이키 전수를 꼭 받아야 하는가?

그렇지 않다. 인간은 어느 정도 차이가 있지만 기본적으로 손을 통해 생명에너지를 전달하는 능력을 가지고 있다. 하지만 레이키 전수는 당신의 생명에너지가 아닌 우주의 생명에너지를 사용할 수 있게 한다. 이 때문에 레이키 힐러의 에너지를 고갈시키지 않고 오랜 수련 없이도 바로 에너지를 보낼 수 있다. 더 나아가 힐러와 환자를 보호하는 방어장치가 생기도록 도와준다. 또한 전수는 에너지를 전달하는 능력을 배가시킨다.

● 질문 – 효과를 보려면 레이키의 효과를 믿어야 하나?

믿지 않아도 된다. 레이키는 필요한 곳에 자동적으로 전달된다. 레이키는 최면이나 암시 같은 정신적인 현상이 아니므로 플라시보 효과(투약형식에 따르는 심리효과)나 암시의 효과를 설명할 수는 없다. 하지만 레이키를 믿지 않더라도 에너지는 선행조건 없이 자동적으로 흐른다.

● 질문 – 레이키로 다른 사람에게 해를 끼칠 수 있는가?

레이키의 근본은 사랑이므로 해를 끼칠 수 없다. 사랑은 누구에게도 해를 끼칠 수 없다. 다만 당신이 레이키의 힘으로 모든 것을 고칠 수 있다는 환상에 빠져 현대 의학이 꼭 필요함에도 이를 무시한다면 다른 사람에게 피해가 생길 수 있다.

- 질문 - 레이키는 형식에 따라 교육을 받을 때만 흐르게 되는가?

  아니다. 레이키는 필요한 곳과 받아들이는 곳은 어디든 흐른다. 레이키는 모두에게 주어진 선물이므로 어떤 조건도 필요 없다.

- 질문 - 모든 질병을 레이키로 치료할 수 있는가?

  그렇지 않다. 많은 것을 치료할 수 있지만 모든 것은 아니다. 이것이 레이키를 할 때 가장 주의해야 할 점이다. 정통 의학을 대체하는 것이 아니라 보완·보조하는 것이 가장 정확한 표현이다. 중환자들은 반드시 의사의 치료를 받아야 한다. 하지만 보통사람들은 질병을 예방하거나 가벼운 질환을 치료할 수 있다. 그러나 어찌되었든 레이키는 모든 종류의 치료법을 도와준다.

- 질문 - 자신에게 레이키를 줄 때 효과가 없다. 그 이유는 무엇인가?

  레이키는 당신이 가진 선택의 자유를 침해하지 않는다. 의식적으로나 무의적으로 다른 사람이 당신을 돌봐주기를 원한다면 자신의 레이키를 거부할 수 있다. 그런 경우에는 문제해결에 관심이 없고 사람과의 친교에 관심이 있는 것이다. 하지만 레이키는 사람들과의 친교를 대신하지는 못한다.

● 질문 – 레이키는 모든 사람에게 똑같은 양만큼 흐르는가?

그렇지 않다. 전수를 받으면 생명에너지를 전달하는 능력이 세지고 다른 사람에게 영향을 줄 수 있을 정도로 에너지 레벨이 올라간다. 이것이 기본적인 '열림'이다. 레이키를 많이 주면 연결하는 능력이 증진한다. 레벨2와 마스터 전수를 받으면 우주에너지와의 연결이 한층 더 강해진다.

● 질문 – 근래에 레이키를 많이 주면 피곤하다. 그 이유는 무엇인가?

레이키를 다른 사람에게 줄 때 레이키 에너지의 일부는 자신에게 작용한다. 다른 사람에게 손을 놓았을 때 자신의 몸에서도 정화가 시작된다. 힐링은 몸의 에너지를 사용한다. 따라서 자신에게 많은 레이키를 주고 휴식을 취해야 한다. 레이키를 하면 할수록 에너지가 더 많아지고 당신의 에너지 통로가 더 열려 효율적이 될 것이다.

● 질문 – 전수가 취소될 수 있는가?

그런 일은 절대 발생하지 않는다. 레이키 전수는 신성에 의해 수행되며 레이키 마스터는 단지 이 힘이 흐르는 통로일 뿐이다. 전수하는 동안 신성과 사람이 계속하여 접촉하며 어떤 종류의 외부요인도 신성에게 영향을 미칠 수 없다.

● 질문 – 레이키를 하면 자신과 다른 사람의 카르마에 영향을 미치지 않을까 하는 두려움이 생긴다. 레이키가 카르마에 영향을 미치는가?

레이키의 정수는 사랑이며 어떠한 잘못도 할 수 없다. 카르마가 레이키를 통해 해소된다면 좋은 일이다. 레이키를 하고자 하는 사람이 원한다면 레이키는 카르마를 만들어내지 않는다. 상대방의 의지에 반하여 치료를 하고자 할 때는 다른 사람이 아니라 당신 자신에게만 카르마가 만들어진다.

● 질문 – 자가치유를 하면 약을 먹지 않아도 되는가?

약의 처방에 대한 책임은 의사에게 있으므로 의사와 상의하는 것이 좋다. 레이키를 하면 의사의 감독 하에 약을 줄일 수 있는 경우가 생긴다. 증상이 완화되고 에너지가 생기는 것은 변화가 일어나고 있다는 징조다.

● 질문 – 치료를 받는 동안에 뚜렷한 이유 없이 울기 시작했다. 레이키가 나에게 맞지 않는 것인가?

레이키가 잘 작용한 것이다. 울었던 이유가 무엇인지 모르지만 치료하는 동안에 몸에 갇혀 있던 감정이 해소된 것이다. 울음은 정화의 자연스러운 과정이다. 울음이 나오더라도 치료를 계속 하라.

● 질문 – **치통이 있는데 레이키가 도움이 될 수 있는가?**

레이키가 치통을 많이 경감시키지만 반드시 치과에서 치료를 받아야 한다. 양치질을 꼭 해야 하고 레이키를 예방수단으로 사용할 수 있다. 식단과 구강청결에도 주의를 기울여야 한다.

● 질문 – **내 동생이 다중경화증인데 레이키로 무엇을 할 수 있는가?**

먼저 레이키는 환자를 편안하게 만들고 움직임을 자유롭게 한다. 빈번히 혼자 있다고 느끼는 심한 퇴행성질환을 가진 환자에게 매우 도움이 된다.

● 질문 – **나의 남편은 레이키가 기독교 신앙에 근거한 것이 아니기 때문에 레이키를 배우지 말라고 한다. 이 말이 사실인가?**

예수는 자신의 힐링을 레이키라고 부르지 않았다. 하지만 사람에게 손을 갖다대었을 때 그들의 에너지가 변하고 좋아졌다. 모든 생명의 근원은 여러 형식의 종교로 바뀌었다. 자신에게 맞는 것을 선택하더라도 다른 것들이 가진 잠재력을 모른 척 할 필요는 없다. 맞지 않으면 하지 않으면 된다. 꼭 해야 하는 의무는 아니다.

● 질문 – 금연을 하면 신경쇠약이 되고 몸무게도 늘어난다고 한다. 레이
　　　 키 힐링이 도움이 될 수 있는가?

　　도움이 될 수 있지만 궁극적으로는 의지가 있어야 한다. 자가
　　치유를 하면 긍정적으로 습관을 변화시킨다. 또 몸무게가 조
　　절되고 감정을 조절할 수 있게 된다. 매일 치료하는 것이 중요
　　하다.


● 질문 – 관절염이 있는데 치료하면 어떤 효과가 있는가?

　　따뜻한 손은 진정효과가 있으므로 통증이 완화되고 관절이 부
　　드러워진다.


● 질문 – 삼촌이 무릎 아래부터 절단을 했는데 절단하여 없어진 발에서
　　　 많은 통증을 느낀다고 한다. 어떻게 치료하면 되는가?

　　온몸을 치료해야 한다. 없어진 부분을 치료할 때는 그 부분을
　　상상하면서 치료한다. 육체의 다리는 사라졌지만 에너지 다리
　　는 여전히 남아 있어 오라를 통해 머리로 신호를 보내기 때문
　　이다. 의족에 레이키를 보내 상처와 트라우마를 완화시킨다.


● 질문 – 레이키로 동물도 치료 할 수 있는가?

　　물론이다. 동물도 사람처럼 레이키에 반응한다. 모든 동물은

레이키를 좋아한다. 동물들은 얼마만큼의 레이키가 어느 부위에 필요한지를 정확히 알고 있다. 만약에 개가 다가와 특정한 부위를 당신의 몸에 갖다댄다면 그곳이 바로 레이키가 필요한 부위이다. 개가 다른 곳으로 간다면 힐링은 끝난 것이다.

● 질문 – 식물에게도 도움을 줄 수 있는가?

식물은 크기가 여러 가지이므로 치료시간도 각각 달라진다. 씨에는 2~3분 정도가 좋고, 실내 식물에는 5~10분 정도가 좋다. 큰 식물은 레벨2 전수를 받은 뒤에 해야만 효과가 있다. 큰 식물이나 작은 정원에 레이키를 주고자 한다면 물에 레이키를 충전해서 주면 된다.

● 질문 – 식물에 해충이 있을 때 어떻게 레이키로 도움을 주는가?

몇 분 정도만 레이키 힐링을 해도 식물의 생명력이 활성화되어 해충을 이기게 된다. 하루 정도 지나면 해충이 줄어든다. 하지만 해충은 유독한 물질을 땅에 배출한다. 해충이 사라진 뒤에도 영향이 있을 수 있으므로 잎을 물로 완전히 씻어내야 한다.

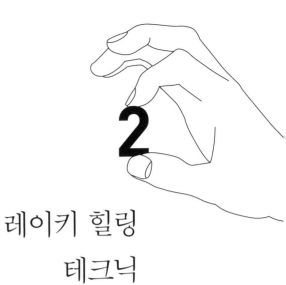

# 2

# 레이키 힐링
# 테크닉

○예수께서 가라사대
내게 손을 댄 자가 있도다.
이는 내게서 능력이 나간 줄 앎이로다…
여자가 그 손댄 연고와 곧
나은 것을 모든 사람 앞에서 고하니
누가복음 8 : 45~47

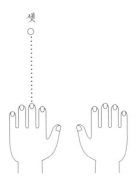

## 3. 치유 입문

레이키 힐링의 가장 큰 특징은 '전수'라는 입문의식을 통해 치유에너지가 흐르는 경로를 정화하고 활성화하는 것이다. 전수는 레이키 마스터를 통해서만 받을 수 있다. 마스터는 심볼을 사용하여 전수를 하는데 이 심볼은 마스터에서 마스터로 전수된다. 자신과 남을 위한 치유 통로가 되고자 하는 열망만 있으면 레이키 전수를 받을 수 있다. 레이키 전수를 받으면 생명에너지와의 연결이 강해지고 자신이 영적 힐링 파워의 통로가 되어 그 능력을 몸, 감정, 마음, 그리고 영혼의 모든 차원에서 사용할 수 있다. 마치 생명에너지와 연결된 꼬인 호스를 마스터가 바로 펴 물이 잘 흐르게 하는 것과 같다. 즉, 마스터가 새로 만드는 것이 아니라 단지 연결을 재정립할 뿐이다.

  레벨1에서는 네 번 전수를 받고 레벨2에서는 마스터 전수와 마찬가지로 한 번의 전수를 받는다. 레벨1 전수에서는 파워심볼만 손에 각인한다. 레벨2 전수에서는 파워심볼, 마음/감정심볼, 원격심볼을 손에 각인한다. 마스터 전수는 네 개의 심볼 모두를 손에 각인한다.

  레이키 전수를 할 때 가장 중요한 것은 의도다. 그러므로 전수를 하기 전 기도를 하거나 마음속으로 조용히 전수유형을 말해야 한다. 그렇게 하면 신성이 의도를 인식하여 원하는 대로 나타나게 된다.

  전수를 하거나 받을 때는 다양한 경험을 할 수 있다. 손과 몸의 어떤 부위에서 열감, 얼얼함을 느끼기도 하고 어떤 색깔, 광경을 보거나 목소리, 음악을 듣기도 한다. 각자가 다른 경험을 하므로 어느 것이 맞고 어느 것이 틀리다고 할 수는 없다. 레이키를 주거나 받을 때도 다른 경험을 할 수 있다. 더 높은 차원의 의식도 열리게 된다. 어떤 경험을 하지 않아도 의도를 했으면 전수가 이루어진 것이다. 따라서 경험을 과정의 일부로 이해하고 그 흐름을 따라가라!

  레벨1을 전수 받으면 레이키의 근원과 연결되고 차크라가 정화되고 열려 레이키가 흐른다. 즉 레이키를 자신이나 남에게 연결할 수 있게 된 것을 의미한다. 레벨2와 마스터 레벨에서는 여러 심볼이 차크라에 각인되어 심볼을 활성화시키고 사용할 수 있게 된다. 두 전수를 받으면 레이키 에너지의 진동이 더욱 높아진다.


# 레이키 전수 준비하기

전수를 받기 전, 몸과 마음을 준비해야 한다. 아래에 필요한 사항을 적어놓았다. 모두 따르기가 힘들다면 직관적으로 자기에게 맞는 것을 실행하고 전수 받으면 좋다.

1. 일주일 전부터 전수의 이유에 따라 매일 한 시간 정도의 명상을 하거나 고요히 시간을 보낸다.
2. 3일 전부터 육류·주류·설탕류·카페인의 섭취를 금하고, TV·영화·라디오 같은 외부의 혼란을 제한하며, 담배를 피운다면 금연한다.
3. 한나절 전부터는 물이나 주스만 마시고, 단식의 경험이 없다면 4~6시간 전부터 음식을 먹지 않도록 한다.
4. 전수 받기 전 분노, 질투, 두려움, 미움, 걱정을 정화하고 마음속에서 내보낸다.

# 레이키 마스터의 준비사항

마스터는 전수하기 전에 방을 정화한다. 마스터심볼, 파워심볼을 방의 모서리와 중앙에 그리거나 허공에 시각화하면 된다. 흰 빛의 힐링 에너지와 레이키 에너지를 방에 채우거나 세이지 향을 피워도 된다. 두 가지를 모두 해도 되며 누구에게 할지를 알 때는 그 장소에 미리 레이키를 보내도 된다.

레이키 마스터는 전수하기 전에는 그라운딩이 되어야 하고 자신을 정화해야 한다. 여기서 정화는 모든 막힘을 제거하는 것을 말한다. 그래야지만 레이키가 마스터를 통해 강하게 막힘 없이 흐른다. 정화하는 방법은 마스터마다 다르다. 일반적으로 네 개의 심볼을 손바닥에 놓고 모든 차크라를 30초씩 정화한다는 의도를 가지고 할 수 있다. 그다음 레이키 에너지를 정수리에서 끌어당겨 땅으로 내려보낸다. 잠시 후 다시 정수리 차크라로 끌어올린다. 이 과정은 몇 분이 걸린다. 자신만의 방법으로 정화하고, 균형을 잡고, 그라운딩할 수 있다.

전수하기 바로 전에는 네 개의 심볼을 심장 차크라와 허공에 그린다. 그다음 조용히 전수의 목적을 읊조리고 전수를 시작한다.

전수과정

1. 레이키 마스터는 전수할 방을 준비한다.

2. 레이키 마스터는 자신을 정화하고 그라운딩한다.

3. 레이키 마스터는 학생을 지도하고 과정을 설명한다.

4. 학생은 손을 기도자세로 하고 앉아 전수를 준비한다.

5. 레이키 마스터는 학생 뒤에 서서 네 개의 심볼을 심장 차크라
   와 공간에 둔다. 조용히 전수의 목적을 낭송한다.

6. 전수를 시작한다.

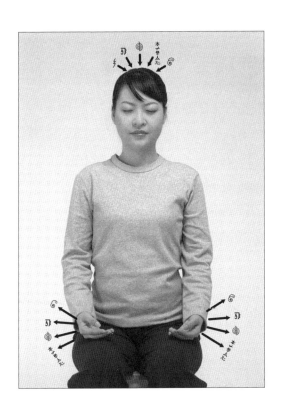

# 레벨1 전수

레벨1 전수는 네 번에 걸쳐 이뤄진다. 네 번의 전수를 하루 만에 할 수도 있고 며칠에 걸쳐 할 수도 있다. 레벨1 레이키 전수 시에는 파워심볼만 손에 각인 된다(심볼에 대한 자세한 설명은 pp.88~97에 있다. 이 장을 먼저 읽고 심볼을 익힌 다음 계속 진행하는 것이 훨씬 이해가 빠를 것이다).

레벨1을 전수 받으면 당신은 다음과 같이 된다.

---

- 당신은 이제 레이키 힐러다
- 당신의 차크라가 열리고 레이키 근원과 연결된다
- 당신의 손바닥 차크라에 레이키 에너지를 연결하여 당신과 다른 사람에게 줄 수 있다
- 힐링할 때 무엇이 필요한지 잘 의식하게 된다
- 더욱 직관적이고 사이키적이 된다
- 당신에게 필요하고 독특한 변화가 나타나게 된다

---

레벨1의 첫 번째 전수

(※전수를 받는 사람을 '학생'으로, 전수를 하는 사람을 마스터로 통칭함)

1. 마스터는 의자에 앉아 있는 학생 뒤에서 양손을 학생의 머리 위에 두고 15~30초 정도 명상하며 학생과 레이키를 연결한다.

2. 마스터는 마스터심볼을 학생의 머리 위에 그리고 심볼의 이름을 세 번 읊조린다. 심볼이 정수리 차크라 속으로 들어가 머리 밑 부분에서 멈춘다고 상상한다. 오른손으로 심볼을 인도해도 된다.

3. 마스터가 학생의 왼쪽 어깨를 만지면 학생은 손을 머리 위로 올린다.

4. 마스터는 파워심볼을 기도하고 있는 학생의 손 위 허공에 그린다. 마스터는 심볼이 손으로 내려가 정수리 차크라 속으로 들어간 다음 머리 밑 부분에서 멈춘다고 상상한다. 마스터는 조용히 심볼의 이름을 세 번 읊조린다. 오른손으로 심볼을 인도해도 된다.

5. 마스터는 학생의 손을 합장자세로 심장 차크라 앞에 두게 한다.

6. 마스터는 학생 앞에 서서 학생의 손바닥이 위로 향하게 한다. 마스터의 왼손으로 학생의 손을 받친다.

7. 마스터는 오른손으로 파워심볼을 학생의 제3의 눈앞에서 그린다. 심볼이 제3의 눈 속으로 들어간다고 상상하면서 심볼의 이

름을 세 번 읊조린다.

8. 마스터는 파워심볼을 학생의 손바닥 위 허공에 그린다. 심볼이 손바닥으로 들어가는 것을 상상하면서 조용히 심볼의 이름을 읊조린다. 손바닥을 세 번 부드럽게 때린다.

9. 학생은 손을 가슴 앞에서 합장자세로 취한다. 마스터는 손으로 숨을 불어넣는다. 제3의 눈, 정수리 차크라, 배꼽, 손의 순으로 숨을 불어넣는다.

10. 마스터는 학생의 뒤에서 손을 학생의 어깨 위에 두고 정수리 차크라를 바라보며 심장 차크라를 상상한다. 마스터는 "이제 이 학생은 강력한 레이키 힐러이다"라는 확언을 조용히 세 번 말하며 심볼이 심장에 들어가게 한다.

11. 마스터는 손을 학생의 머리 밑 부분으로 가져가 엄지손가락을 두개골 밑에 둔다. 뒷머리에 열려 있는 문으로 파워심볼이 들어가면 문이 닫히고 봉합이 된다고 상상하면서 "이 전수과정을 신성의 사랑과 지혜로 봉합한다"라고 말한다. 이제 학생은 레이키 근원과 직접 연결 되었다.

12. 마스터는 손을 학생의 어깨에 두고 "이 전수과정은 축복을 받았다"라고 축복한다.

13. 마스터는 학생 앞으로 가서 학생의 손을 무릎에 놓고 천천히 깊게 호흡하게 한다.

### 레벨1의 두 번째 전수(세 번째 전수도 동일함)

1. 마스터는 의자에 앉아 있는 학생 뒤에서 양손을 학생의 머리 위에 두고 15~30초 정도 명상하며 학생과 레이키를 연결한다.

2. 마스터는 마스터심볼을 학생의 머리 위에 그리고 심볼의 이름을 세 번 읊조린다. 심볼이 정수리 차크라 속으로 들어가 머리 밑 부분에서 멈춘다고 상상한다. 오른손으로 심볼을 인도해도 된다.

3. 마스터는 원격심볼을 학생의 머리 위에 그리고 심볼의 이름을 세 번 읊조린다. 심볼이 정수리 차크라로 들어가 머리 밑 부위에서 멈춘다고 상상한다. 오른손으로 심볼을 인도해도 된다.

4. 마스터가 학생의 왼쪽 어깨를 만지면 학생은 손을 머리 위로 올린다.

5. 마스터는 파워심볼을 기도하고 있는 학생의 손 위 허공에 그린다. 마스터는 심볼이 손으로 내려가 정수리 차크라 속으로 들어간 다음 머리 밑 부분에서 멈춘다고 상상한다. 마스터는 조용히 심볼의 이름을 세 번 읊조린다. 오른손으로 심볼을 인도해도 된다.

6. 마스터는 학생의 손을 합장자세로 심장 차크라 앞에 두게 한다.

7. 마스터는 학생 앞에 서서 학생의 손바닥이 위로 향하게 한다. 마스터의 왼손으로 학생의 손을 받친다.

8. 마스터는 오른손으로 파워심볼을 학생의 제3의 눈앞에서 그린다. 심볼이 제3의 눈 속으로 들어간다고 상상하면서 심볼의 이름을 세 번 읊조린다.

9. 마스터는 오른손으로 원격심볼을 학생의 제3의 눈앞에서 그린다. 심볼이 제3의 눈 속으로 들어간다고 상상하면서 심볼의 이름을 세 번 읊조린다.

10. 마스터는 파워심볼을 학생의 손바닥 위 허공에 그린다. 심볼이 손바닥으로 들어가는 것을 상상하면서 조용히 심볼의 이름을 읊조린다. 손바닥을 세 번 부드럽게 때린다.

11. 학생은 손을 가슴 앞에서 합장자세로 취한다. 마스터는 손으로 숨을 불어넣는다. 제3의 눈, 정수리 차크라, 배꼽, 손의 순으로 숨을 불어넣는다.

12. 마스터는 학생의 뒤에서 손을 학생의 어깨 위에 두고 정수리 차크라를 바라보며 심장 차크라를 상상한다. 마스터는 "이제 이 학생은 강력한 레이키 힐러이다"라는 확언을 조용히 세 번 말하며 심볼이 심장에 들어가게 한다.

13. 마스터는 손을 학생의 머리 밑 부분으로 가져가 엄지손가락을 두개골 밑에 둔다. 뒷머리에 열려 있는 문으로 파워심볼이 들어가면 문이 닫히고 봉합이 된다고 상상하면서 "이 전수과정을 신성의 사랑과 지혜로 봉합한다"라고 말한다. 이제 학생은

레이키 근원과 직접 연결 되었다.

14. 마스터는 손을 학생의 어깨에 두고 "이 전수과정은 축복을 받았다"라고 축복한다.

15. 마스터는 학생 앞으로 가서 학생의 손을 무릎에 놓고 천천히 깊게 호흡하게 한다.


## 레벨1의 네 번째 전수

1. 마스터는 의자에 앉아있는 학생 뒤에서 양손을 학생의 머리 위에 두고 15~30초 정도 명상하며 학생과 레이키를 연결한다.

2. 마스터는 마스터심볼을 학생의 머리 위에 그리고 심볼의 이름을 세 번 읊조린다. 심볼이 정수리 차크라 속으로 들어가 머리 밑 부분에서 멈춘다고 상상한다. 오른손으로 심볼을 인도해도 된다.

3. 마스터는 원격심볼을 학생의 머리 위에 그리고 심볼의 이름을 세 번 읊조린다. 심볼이 정수리 차크라로 들어가 머리 밑 부위에서 멈춘다고 상상한다. 오른손으로 심볼을 인도해도 된다.

4. 마스터는 마음/감정심볼을 학생의 머리 위에 그리고 심볼의 이름을 세 번 읊조린다. 심볼이 정수리 차크라로 들어가 머리 밑 부위에서 멈춘다고 상상한다. 오른손으로 심볼을 인도해도 된다.

5. 마스터가 학생의 왼쪽 어깨를 만지면 학생은 손을 머리 위로 올린다.

6. 마스터는 파워심볼을 기도하고 있는 학생의 손 위 허공에 그린다. 마스터는 심볼이 손으로 내려가 정수리 차크라 속으로 들어간 다음 머리 밑 부분에서 멈춘다고 상상한다. 마스터는 조용히 심볼의 이름을 세 번 읊조린다. 오른손으로 심볼을 인도해도 된다.

7. 마스터는 학생의 손을 합장자세로 심장 차크라 앞에 두게 한다.

8. 마스터는 학생 앞에 서서 학생의 손바닥이 위로 향하게 한다. 마스터의 왼손으로 학생의 손을 받친다.

9. 마스터는 오른손으로 파워심볼을 학생의 제3의 눈앞에서 그린다. 심볼이 제3의 눈 속으로 들어간다고 상상하면서 심볼의 이름을 세 번 읊조린다.

10. 마스터는 오른손으로 원격심볼을 학생의 제3의 눈앞에서 그린다. 심볼이 제3의 눈 속으로 들어간다고 상상하면서 심볼의 이름을 세 번 읊조린다.

11. 마스터는 오른손으로 마음/감정심볼을 학생의 제3의 눈앞에서 그린다. 심볼이 제3의 눈 속으로 들어간다고 상상하면서 심볼의 이름을 세 번 읊조린다.

12. 마스터는 파워심볼을 학생의 손바닥 위 허공에 그린다. 심볼

이 손바닥으로 들어가는 것을 상상하면서 조용히 심볼의 이름을 읊조린다. 손바닥을 세 번 부드럽게 때린다.

13. 학생은 손을 가슴 앞에서 합장자세로 취한다. 마스터는 손으로 숨을 불어넣는다. 제3의 눈, 정수리 차크라, 배꼽, 손의 순으로 숨을 불어넣는다.

14. 마스터는 학생의 뒤에서 손을 학생의 어깨 위에 두고 정수리 차크라를 바라보며 심장 차크라를 상상한다. 마스터는 "이제 이 학생은 강력한 레이키 힐러이다"라는 확언을 조용히 세 번 말하며 심볼이 심장에 들어가게 한다.

15. 마스터는 손을 학생의 머리 밑 부분으로 가져가 엄지손가락을 두개골 밑에 둔다. 뒷머리에 열려 있는 문으로 파워심볼이 들어가면 문이 닫히고 봉합이 된다고 상상하면서 "이 전수과정을 신성의 사랑과 지혜로 봉합한다"라고 말한다. 이제 학생은 레이키 근원과 직접 연결 되었다.

16. 마스터는 손을 학생의 어깨에 두고 "이 전수과정은 축복을 받았다"라고 축복한다.

17. 마스터는 학생 앞으로 가서 학생의 손을 무릎에 놓고 천천히 깊게 호흡하게 한다.


이 네 번의 전수가 끝나면 레벨1 레이키 전수를 마친 것이다.

# 레벨2 전수

레이키 레벨2 전수는 한 번만 이뤄진다. 레벨2 전수에서는 파워, 마음/감정, 원격심볼을 손에 각인한다. 또한 가슴 앞에서 손바닥을 벌렸을 때 손바닥에도 각인한다. 심볼을 각인하면 이들 세심볼이 활성화된다.

레벨2를 전수 받으면 학생은 다음과 같이 된다.

---

- 삶에서 필요한 것을 더 빨리 실현할 수 있다
- 레이키 힐링 에너지가 더 강하고 더 높은 진동으로 흐른다
- 경험이 많아짐에 따라 레이키를 더 잘 인식할 수 있다
- 강력한 레이키 심볼을 사용할 수 있다
- 심볼을 활성화해 사용할 수 있다
- 레이키 힐링 시간이 줄어든다
- 시간과 공간의 제한이 없어지며 레이키를 과거, 현재, 미래로 보낼 수 있다
- 레이키의 흐름, 강도, 힘을 더 잘 느낄 수 있다
- 더 직관적이 된다
- 당신의 삶에 필요한 변화가 나타난다

---

1. 마스터는 의자에 앉아 있는 학생 뒤에서 양손을 학생의 머리 위에 두고 15~30초 정도 명상하며 학생과 레이키를 연결한다.

2. 마스터는 마스터심볼을 학생의 머리 위에 그리고 심볼의 이름을 세 번 읊조린다. 심볼이 정수리 차크라 속으로 들어가 머리 밑 부분에서 멈춘다고 상상한다. 오른손으로 심볼을 인도해도 된다.

3. 마스터가 학생의 왼쪽 어깨를 만지면 학생은 손을 머리 위로 올린다.

4. 마스터는 파워심볼을 기도하고 있는 학생의 손 위 허공에 그린다. 마스터는 심볼이 손으로 내려가 정수리 차크라 속으로 들어간 다음 머리 밑 부분에서 멈춘다고 상상한다. 마스터는 조용히 심볼의 이름을 세 번 읊조린다. 오른손으로 심볼을 인도해도 된다.

5. 마스터는 마음/감정심볼을 기도하고 있는 학생의 손 위 허공에 그린다. 마스터는 심볼이 손으로 내려가 정수리 차크라 속으로 들어간 다음 머리 밑 부분에서 멈춘다고 상상한다. 마스터는 조용히 심볼의 이름을 세 번 읊조린다. 오른손으로 심볼을 인도해도 된다.

6. 마스터는 원격심볼을 기도하고 있는 학생의 손 위 허공에 그린다. 마스터는 심볼이 손으로 내려가 정수리 차크라 속으로 들어간 다음 머리 밑 부분에서 멈춘다고 상상한다. 마스터는 조용히 심볼의 이름을 세 번 읊조린다. 오른손으로 심볼을 인도

해도 된다.

7. 마스터는 학생의 손을 합장자세로 심장 차크라 앞에 두게 한다.

8. 마스터는 학생 앞에 서서 학생의 손바닥이 위로 향하게 한다. 마스터의 왼손으로 학생의 손을 받친다.

9. 마스터는 오른손으로 파워심볼을 학생의 제3의 눈앞에서 그린다. 심볼이 제3의 눈 속으로 들어간다고 상상하면서 심볼의 이름을 세 번 읊조린다.

10. 마스터는 오른손으로 마음/감정심볼을 학생의 제3의 눈앞에서 그린다. 심볼이 제3의 눈 속으로 들어간다고 상상하면서 심볼의 이름을 세 번 읊조린다.

11. 마스터는 오른손으로 원격심볼을 학생의 제3의 눈앞에서 그린다. 심볼이 제3의 눈 속으로 들어간다고 상상하면서 심볼의 이름을 세 번 읊조린다.

12. 마스터는 왼손으로 받치고 있는 손바닥 위에 파워심볼을 그린다. 심볼이 손바닥 속으로 들어가는 것을 상상하며 심볼의 이름을 세 번 읊조린다. 손바닥을 세 번 친다.

13. 마스터는 왼손으로 받치고 있는 손바닥 위에 마음/감정심볼을 그린다. 심볼이 손바닥 속으로 들어가는 것을 상상하며 심볼의 이름을 세 번 읊조린다. 손바닥을 세 번 친다.

14. 마스터는 왼손으로 받치고 있는 손바닥 위에 원격심볼을 그린

다. 심볼이 손바닥 속으로 들어가는 것을 상상하며 심볼의 이름을 세 번 읊조린다. 손바닥을 세 번 친다.

15. 학생은 손을 가슴 앞에서 합장자세로 취한다. 마스터는 손으로 숨을 불어넣는다. 제3의 눈, 정수리 차크라, 배꼽, 손의 순으로 숨을 불어넣는다.

16. 마스터는 학생 뒤에서 손을 학생의 어깨 위에 두고 정수리 차크라를 바라보며 심장 차크라를 상상한다. 마스터는 "이제 이학생은 강력한 레이키 힐러이다"라는 확언을 조용히 세 번 말하며 심볼이 심장에 들어가게 한다.

17. 마스터는 손을 학생의 머리 밑 부분으로 가져가 엄지손가락을 두개골 밑에 둔다. 뒷머리에 열려 있는 문으로 파워심볼이 들어가면 문이 닫히고 봉합이 된다고 상상하면서 "이 전수과정을 신성의 사랑과 지혜로 봉합한다"라고 말한다. 이제 학생은 레이키 근원과 직접 연결 되었다.

18. 마스터는 손을 학생의 어깨에 두고 "이 전수과정은 축복을 받았다"라고 축복한다.

19. 마스터는 학생 앞으로 가서 학생의 손을 무릎에 놓고 천천히 깊게 호흡하게 한다.


이제 레이키 레벨2 전수를 끝마쳤다.

# 마스터 전수

레이키 마스터 레벨은 한 번만 이뤄진다. 레이키 마스터 레벨 전수에서는 파워, 마음/감정, 원격심볼을 손과 손바닥에도 각인한다. 심볼을 각인함으로써 마스터심볼을 활성화시킬 수 있다. 레이키 마스터 전수를 받은 뒤에는 레이키 레벨1, 2와 마스터 레벨, 사이킥, 힐링 전수를 할 수 있게 된다.

마스터 전수를 받으면 학생은 다음과 같이 된다.

---

- 힐링 에너지가 더 강하게 흐르고 더 높아지며 에너지가 계속해서 확장한다
- 개인의 영적 성장이 최고로 확장한다
- 자신과 더욱 하나가 되고 우주와도 하나가 된다
- 레이키의 힘을 더 잘 인식할 수 있다
- 더 직관적이 되고 사이킥적이 된다
- 완전함, 충만, 완성의 느낌을 갖는다
- 마스터심볼을 사용함으로써 레이키에 대한 모든 것이 향상한다
- 당신에게 필요한 변화가 나타난다

---

1. 마스터는 의자에 앉아 있는 학생 뒤에서 양손을 학생의 머리 위에 두고 15~30초 정도 명상하며 학생과 레이키를 연결한다.

2. 마스터가 학생의 왼쪽 어깨를 만지면 학생은 손을 머리 위로 올린다.

3. 마스터는 마스터심볼을 학생의 머리 위에 그리고 심볼의 이름을 세 번 읊조린다. 심볼이 정수리 차크라 속으로 들어가 머리 밑 부분에서 멈춘다고 상상한다. 오른손으로 심볼을 인도해도 된다.

4. 마스터는 파워심볼을 기도하고 있는 학생의 손 위 허공에 그린다. 마스터는 심볼이 손으로 내려가 정수리 차크라 속으로 들어간 다음 머리 밑 부분에서 멈춘다고 상상한다. 마스터는 조용히 심볼의 이름을 세 번 읊조린다. 오른손으로 심볼을 인도해도 된다.

5. 마스터는 마음/감정심볼을 기도하고 있는 학생의 손 위 허공에 그린다. 마스터는 심볼이 손으로 내려가 정수리 차크라 속으로 들어간 다음 머리 밑 부분에서 멈춘다고 상상한다. 마스터는 조용히 심볼의 이름을 세 번 읊조린다. 오른손으로 심볼을 인도해도 된다.

6. 마스터는 원격심볼을 기도하고 있는 학생의 손 위 허공에 그린다. 마스터는 심볼이 손으로 내려가 정수리 차크라 속으로 들어간 다음 머리 밑 부분에서 멈춘다고 상상한다. 마스터는 조용히 심볼의 이름을 세 번 읊조린다. 오른손으로 심볼을 인도해도 된다.

7. 마스터는 학생의 손을 합장자세로 심장 차크라 앞에 두게 한다.

8. 마스터는 학생 앞에 서서 학생의 손바닥이 위로 향하게 한다. 마스터의 왼손으로 학생의 손을 받친다.

9. 마스터는 오른손으로 마스터심볼을 학생의 제3의 눈앞에서 그린다. 심볼이 제3의 눈 속으로 들어간다고 상상하면서 심볼의 이름을 세 번 읊조린다.

10. 마스터는 오른손으로 파워심볼을 학생의 제3의 눈앞에서 그린다. 심볼이 제3의 눈 속으로 들어간다고 상상하면서 심볼의 이름을 세 번 읊조린다.

11. 마스터는 오른손으로 마음/감정심볼을 학생의 제3의 눈앞에서 그린다. 심볼이 제3의 눈 속으로 들어간다고 상상하면서 심볼의 이름을 세 번 읊조린다.

12. 마스터는 오른손으로 원격심볼을 학생의 제3의 눈앞에서 그린다. 심볼이 제3의 눈 속으로 들어간다고 상상하면서 심볼의 이름을 세 번 읊조린다.

13. 마스터는 왼손으로 받치고 있는 손바닥 위에 마스터심볼을 그린다. 심볼이 손바닥 속으로 들어가는 것을 상상하며 심볼의 이름을 세 번 읊조린다. 손바닥을 세 번 친다.

14. 마스터는 왼손으로 받치고 있는 손바닥 위에 파워심볼을 그린다. 심볼이 손바닥 속으로 들어가는 것을 상상하며 심볼의 이

름을 세 번 읊조린다. 손바닥을 세 번 친다.

15. 마스터는 왼손으로 받치고 있는 손바닥 위에 마음/감정심볼을 그린다. 심볼이 손바닥 속으로 들어가는 것을 상상하며 심볼의 이름을 세 번 읊조린다. 손바닥을 세 번 친다.

16. 마스터는 왼손으로 받치고 있는 손바닥 위에 원격심볼을 그린다. 심볼이 손바닥 속으로 들어가는 것을 상상하며 심볼의 이름을 세 번 읊조린다. 손바닥을 세 번 친다.

17. 학생은 손을 가슴 앞에서 합장자세로 취한다. 마스터는 손으로 숨을 불어넣는다. 제3의 눈, 정수리 차크라, 배꼽, 손의 순으로 숨을 불어넣는다.

18. 마스터는 학생의 뒤에서 손을 학생의 어깨 위에 두고 정수리 차크라를 바라보며 심장 차크라를 상상한다. 마스터는 "이제 이 학생은 강력한 레이키 힐러이다"라는 확언을 조용히 세 번 말하며 심볼이 심장에 들어가게 한다.

19. 마스터는 손을 학생의 머리 밑 부분으로 가져가 엄지손가락을 두개골 밑에 둔다. 뒷머리에 열려 있는 문으로 파워심볼이 들어가면 문이 닫히고 봉합이 된다고 상상하면서 "이 전수과정은 신성의 사랑과 지혜로 봉합한다"라고 말한다. 이제 학생은 레이키 근원과 직접 연결 되었다.

20. 마스터는 손을 학생의 어깨에 두고 "이 전수과정은 축복을 받

았다"라고 축복한다.

21. 마스터는 학생 앞으로 가서 학생의 손을 무릎에 놓고 천천히
    깊게 호흡하게 한다.


# 레이키 심볼

레벨1 과정에 있는 학생은 힐링 시 특정한 심볼을 사용하지 않
고, 손을 얹고 있는 것으로 대신한다. 레벨2에서 주는 심볼은 레이
키의 힘을 강하게 만든다. 레이키 심볼은 성스러우며 레이키 전통
의 일부이므로 레벨2나 그 이상의 전수를 받는 사람에게만 공개되
었다. 레이키의 심볼 중 원격심볼과 마스터심볼은 한자에서 만들
어졌다. 나머지 두 레이키 심볼은 더 복합적이다.

레이키 심볼을 활성화시키는 방법은 여러 가지다. 허공에 가운
뎃손가락이나 집게손가락으로 그려도 되고 그냥 손바닥 차크라에
서 빛이 나온다고 상상하며 손으로 그려도 된다. 이때 심볼의 이
름을 생각하거나 들리지 않게 말해도 된다. 레이키 레벨2나 그 이
상인 사람과 있을 경우에는 자신이 심볼을 그린다고 상상해도 된
다. 어떤 방법을 사용해도 레이키 심볼이 활성화된다. 다만 중요
한 것은 의도이다. 심볼을 활성화시킨다는 의도는 그렇게 만든다.

파워심볼

이 심볼은 쵸쿠레이(ChoKuRei)
라 하며 그림과 같은 모양을 가지
고 있다.

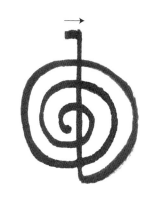

파워심볼은 레이키의 힘을 증가
시킬 때 사용하거나 레이키를 특
정부위에 집중시킬 때 사용한다.
치료를 하면서 레이키의 힘을 증
가시키고자 할 때는 이름을 생각하거나 심볼을 상상한다. 그러면
레이키가 강해진다. 환자의 주변으로 힐링에너지가 새는 것을 방
지할 때도 사용할 수 있다. 이 심볼은 투시적으로 보면 흰 빛의 박
스로 보이거나 환자를 둘러싸고 있는 황금빛 원으로 보인다. 파워
심볼은 치료할 때 언제든지 사용할 수 있지만 처음에 힘을 증가시
킬 때와 마지막에 힐링 에너지를 봉합할 때 효과적이다. 또 방에
있는 부정적인 에너지를 정화할 때도 사용이 가능하다. 자신과 사
랑하는 사람, 자신의 차, 집은 물론 모든 것을 보호할 때 사용할
수 있다. 레이키는 모든 레벨에서 작용하므로 육체의 손상, 감정
적 다툼이나 사이킥 공격을 막아준다. 파워심볼로 다른 사람에게
축복을 내릴 수도 있다. 축복을 내리고자 하는 사람과 악수하거나
포옹할 때 그 이름을 생각하면 된다.

파워심볼 사용의 예

차 타기 전, 차 주변에서 그린다.

레이키하기 전, 자신 주위에 그린다.

미팅하기 전, 자신 주위에 그린다.

비행기 타기 전, 비행기 주위에 그린다.

항해하기 전, 배 주위에 그린다.

아이가 학교 가기 전, 아이 주위에 그린다.

부정적인 에너지가 있는 방에 있을 때 그린다.

## 마음/감정심볼

이 심볼은 그림과 같은 모양을 가졌으며 세이헤키(SeiHeKi) 라고 한다. 마음과 감정을 치유할 때 사용한다.

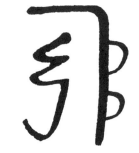

이 심볼은 좌 · 우뇌의 균형을 잡아주고 조화와 평화를 만들어낸다. 인간관계에 관련된 문제를 치유하는 데 매우 유용하며 신경증, 두려움, 우울증, 분노, 슬픔 등과 같은 정신적이고 감정적인 고민을 해결하는 데 사용할 수 있다. 알코올중독, 흡연, 약물중독 같은 중독 문제나 비만을 치료하기 위해 사용할 수도 있다. 또한 기억력을 증진시킬 때도 사용할 수 있다.

마음/감정심볼은 습관을 변화시키거나 없애고자 할 때도 사용할 수 있다. 예를 들면 종이에 평소 자신의 불필요한 습관, 자신의 이름 그리고 마음/감정심볼을 적은 다음 종이를 손에 쥐고 레이키를 보낸다. 이렇게 하면 레이키가 당신의 불필요한 습관과 관련 있는 마음과 감정으로 가서 치유를 시작한다. 매일 20분 이상 하는 것이 좋으며 종이를 항상 가지고 다니면서 원치 않는 충동이 생길 때 종이를 꺼내 레이키를 보낸다.

예를 들어 살을 빼고자 한다면 종이에 자신의 이름과 '음식'이라는 단어, 마음/감정심볼을 적는다. 매일 식사하기 전 종이에 레이키를 보내면 조금씩 먹는 것이 더 쉬워질 것이고 건강에 좋은 음식만 먹게 될 것이다. '건강에 좋은 살빼기'나 당신에게 맞는 말을 적어도 된다.

원격심볼

이 심볼은 혼샤제쇼넨(本者是正念, HonShaZeShoNen)이라 하며 원격 치유를 할 때 사용한다. 이 심볼은 '모든 것의 기원은 순수의식이다'라는 것을 의미한다. 순수의식은 가장 깊은 레벨에 존재하며 시간이나 공간이 존재하지 않는다. 또 신성의식이나 부처의 속성은 우리에게 모두 있으므로 모든 생명체는 하나라는 원리에서 작용한다.

원격심볼은 레이키를 멀리 보낼 때 주로 사용한다. 이 심볼을 사용하면 아무리 멀리 떨어진 사람에게도 레이키를 보낼 수 있다. 거리는 장애가 되지 않는다. 환자의 사진을 이 심볼과 함께 사용하는 경우도 있다. 원격심볼과 마음/감정심볼을 동시에 사용하면 힐링을 촉진할 수 있다. 레이키 에너지에는 스스로 판단하는 지혜가 있어 무엇을 해야 할지를 알고 있으므로 문제를 해결하기 어려운 부위로 곧장 가게 된다.

원격심볼은 시간상의 다리가 될 수 있다. 다시 말해 레이키를 미래로 보내는 데 사용할 수 있다. 미래에 중요한 일을 해야 하는데 날짜와 시간을 알고 있다면 그때로 레이키를 보내 일이 잘 진행되도록 할 수 있다. 이때는 레이키 에너지가 배터리처럼 저장되었다가 시간이 되면 당신에게로 가서 당신을 도와준다. 이 테크닉은 면접 볼 때, 시험 볼 때, 치과 갈 때, 수술 받으러 갈 때 같은 중요한 일이 있을 때 사용하면 좋다.

원격심볼은 레이키를 미래로 보낼 수 있는 것처럼 과거로 보낼 수도 있다. 과거에 트라우마를 경험한 시간을 알고 있다면 레이키를 그때로 보내 트라우마를 치유할 수 있다. 그 당시의 사진이 있으면 많은 도움이 된다. 날짜도 모르고 사진도 없다면 레이키에게 문제를 말하고 원인을 찾아 그것을 치유하라고 해도 효과가 있다. 이 테크닉을 사용하면 전생에 생긴 문제도 치료할 수 있다.

원격심볼을 자동유도장치처럼 사용할 수도 있다. 어떠한 증상에 대해 몸의 어느 부위를 치료해야 할지를 모르거나, 문제의 원인이 어디에 있는지 모를 경우 원격심볼을 사용하여 레이키가 문제의 원인을 찾게 하면 된다.

원격심볼은 귀신 쫓을 때나 영혼을 분리시킬 때도 사용한다. 그 과정은 간단하지만 효과는 매우 강력하다. 원격심볼을 사용하여 레이키를 영혼에게 보내고 승천한 마스터에게 영혼을 빛으로 데려가라고 요청한다. 다 끝마쳤다고 느껴질 때까지 몇 분간 레이키를 보낸다. 그러면 승천한 마스터가 모든 일을 끝내고 영혼을 올바르게 다루어 환자와 영혼 모두에게 치유가 일어나게 한다.

원격으로 레이키를 보내기 위해서는 두 단계가 필요하다. 첫 번째로 원격심볼과 사람의 사진, 이름을 사용하여 레이키를 연결한다. 그다음 레이키를 보내고자 하는 의도가 있다면 레이키는 계속해서 그 사람에게로 간다. 원격으로 보내는 몇 가지 예를 들어 보자.

● 사진을 사용한다. 사진을 당신 앞에 두고 원격심볼을 허공에 그린다. 그다음 사진에 레이키를 보내면 레이키가 그 사람에게로 간다.

● 위의 방법을 사용하면서 사진을 손에 쥐고 레이키가 그 사람에게로 가도록 한다.

● 이름을 종이에 적고 원격심볼을 그리면서 양손으로 그 종이를 잡는다.

● 사람 대신 테디 곰을 사용한다. 이름을 세 번 말하고 테디 곰 앞에서 원격심볼을 그린다. 그다음 손으로 치유한다.

● 레이키를 예수, 부처, 신, 보름달, 지구, 이교도의 신, 영적 가이드, 천사 등에게 보내는 실험을 해본다. 이런 종류의 원격치유를 해본 사람은 엄청난 힐링에너지를 높은 영적 존재로부터 받는다고 한다. 또한 레이키와 강한 연결을 만들어 당신의 기도가 강해진다.

- TV, 신문에 보도된 상해를 입은 사람이나 도움이 필요한 사람에게 원격심볼을 사용하여 레이키를 보낸다.

- 위의 테크닉 중 하나를 사용하여 위기에 처한 나라에 레이키를 보낸다.

레이키는 요청한 사람에게 보낼 때 가장 좋다. 레이키를 요청한 사람은 수용하고자 하는 준비가 되어 있기 때문이다. 그러나 도움을 요청하지 않는 사람에게 보낼 필요가 있는 경우도 있다. 혼수상태에 있는 사람은 도움을 요청할 수 없지만 레이키를 원할 것이다. 지구를 치유하거나 위기상황을 치유하기 위해 레이키를 보낼 필요도 있다. 그런 경우에는 레이키를 보내기 위한 허락을 구하는 기도를 한다. 하지만 허락의 여부를 떠나 내면의 안내를 따르는 것이 중요하다.

레이키는 절대 사람에게 해를 끼칠 수 없다는 것을 명심하라. 또한 레이키는 사람의 자유의지를 존중한다. 레이키를 원하지 않는 사람에게 보내면 레이키는 그 사람에게 아무런 영향을 주지 않는다.

레이키 레벨2 힐러가 단체로 레이키를 보내 큰 효과를 얻을 수도 있다. 우선 원형으로 둘러앉아 이름이나 사진을 가운데 놓아둔다. 모두가 원격심볼과 이름을 세 번 말하고 레이키를 중앙에 있는 사진에 보낸다. 레이키는 의도에 따라 작용한다는 것을 기억하라.

　누군가 어떤 목표를 달성하지 못하고 있다면 그 목표를 이루기 위해서 무엇인가 치유할 필요가 있다. 만약 사랑과 조화의 레이키가 당신을 둘러싸고 있다면 목표를 성취하기가 쉬울 것이다. 만약 당신이 목표를 달성하지 못하고 있다면 종이나 카드 위에 당신의 이름을 적고 그 밑에 목표를 적는다. 그다음 종이나 카드 위에 세 개의 심볼을 그리고 매일 20분 이상 레이키를 보낸다. 또 그 종이나 카드를 항상 휴대하고 다니면서 시간이 생길 때마다 레이키를 보낸다. 목표를 달성할 때까지 계속한다면 모든 것이 좋아질 것이다. 목표가 당신의 높은 선과 조화를 이룬다면 목표를 달성하게 될 것이다.

마스터심볼

　이 심볼은 마스터 레벨에서 사용하는 심볼로 다이규묘(大光明, DaiKoMyo)라 부른다. 레이키 마스터는 레이키를 사용할 때 항상 마스터심볼을 활성화시킨다. 이 심볼은 레이키를 강하게 만들고 더 높은 레벨로 끌어올리며 근원과의 연결을 강하게 만든다. 마스터심볼과 함께 다른 레이키심볼을 활성화시키면 가장 효과적이다. 이 심볼을 사용하면 힐링자의 능력이 최대로 높아지고 의식이 최대한 확장된다. 보통 이 심볼은 경험이 많은 마스터만 사용한다. 마스터 심볼은 전수 받으면 언제나 활성화시킬 수 있다.

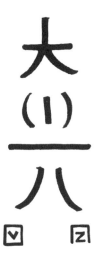

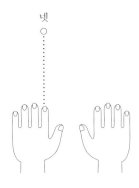

# 4. 몸 강화기법

우수이 선생은 학생들의 자기계발을 위한 여러 수련법을 만들었다. 이 수련법들은 공통적으로 경락의 에너지 흐름과 단전을 강화시키는 데 도움을 준다. 또 서양으로 건너간 레이키는 오라, 차크라 등을 강화하는 기법들이 더해졌다. 이처럼 레이키 수련법에는 많은 기법들이 있다. 이 수련법을 통해서 수련자는 몸, 감정, 마음을 정화하고 진동을 높여 더욱 몸이 가벼워지게 된다. 여기에 나와 있는 수련을 꾸준히 하면 자연의 생명 에너지 흐름과 하나가

되어 여러분의 치유능력은 더욱 향상할 것이다. 이 기법은 아래와

같은 합장자세에서 시작한다.

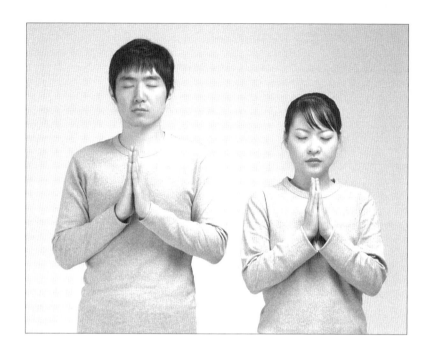

### 정심호흡법

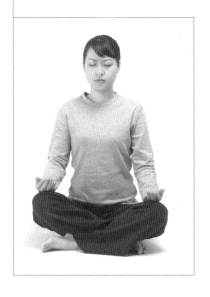

정심호흡법(淨心呼吸法)은 마음의 중심을 잡고 경락을 정화하며 단전에 에너지를 쌓기 위해 사용한다. 순서는 다음과 같다.

1. 눈을 감고 앉아서 합장하면서 마음의 중심을 잡고 집중한다.

2. 손은 무릎 위에 두고 손바닥을 위로 향하게 한다.

3. 숨을 들이쉬며 에너지가 코로 들어오고 단전으로 내려가면서 온몸을 채우는 것을 느껴본다.

4. 숨을 내쉬며 에너지를 몸 밖으로 확장시켜 주위로 내보낸다.

5. 3, 4단계를 끝날 때까지 반복한다. 이 연습은 어디에서나 할 수 있으며 5~30분 정도 걸린다. 어지럼증을 느끼면 그 즉시 멈춘다.

6. 감사의 합장을 한다.

## 파동호흡법

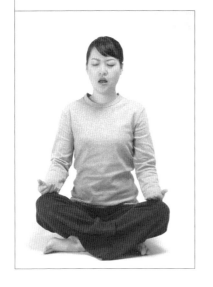

파동호흡법(波動呼吸法)은 "하"라는 소리를 이용하는데, 이는 진동 레벨을 변화시킨다. 그리고 호흡을 통해 면역계와 혈액, 몸 조직의 해독 작용을 향상시키고 에너지레벨을 올리고 내려 차분하게 만든다. 순서는 다음과 같다.

1. 눈을 감고 앉아서 합장을 하면서 마음을 집중한다.

2. 손은 무릎에 두고 손바닥을 위로 향하게 한다.

3. 숨을 들이마시고 내쉬면서 "하"소리를 최대한 오래 낸다. 연습을 하면 더 길게 내쉴 수 있다. "하"소리를 40초 정도 내는 것을 목표로 한다. 숨을 내쉴 때 "하"소리에 의식을 집중한다.

4. 소리내기를 멈추고 복부의 긴장을 푼다. 그러면 자연스러운 호흡이 된다.

5. 3, 4단계를 반복하여 긴장 없이 자연스러운 호흡이 되게 한다.

6. 감사의 합장을 한다.

## 자기정화법

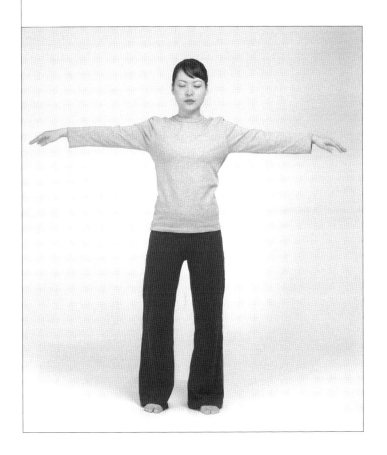

**이 호흡법은 몸의 에너지를 깨끗하게 만든다.**

1. 발을 어깨 넓이로 벌리고 서서 무릎을 약간 기울인다.

2. 눈을 감고 합장을 하면서 마음의 중심을 잡아 의도를 명확히 한다.

3. 양손을 마주 보게 하고 깔때기 모양이 되게 손을 위로 뻗는다. 레이키와의 연결을 느껴본다. 에너지가 손으로 들어와 몸으로 흐르는 것이 느껴지면 팔을 옆으로 벌려 땅과 평행이 되게 하고 손바닥은 땅을 향하게 한다.

4. 팔꿈치를 구부리고 손을 가슴 앞으로 이동하여 손가락이 닿게 한다.

5. 파동호흡을 하면서 양손을 땅으로 내리고 몸을 느껴본다. 다시 한 번 반복한다.

6. 숨을 들이마실 때 손바닥을 아래로 향하게 하고 팔을 몸 옆으로 뻗는다. 손을 움직이면서 에너지를 끌어올린다. 손이 머리높이가 되면 손바닥을 마주 보게 한 뒤 위를 향하게 하여 에너지를 방출한다. 손가락과 손을 통해 내려오는 에너지를 느껴본다.

7. 숨을 내쉴 때 손바닥을 아래로 향하게 하고 손을 내려 몸 앞에 둔다.

8. 5, 6, 7단계를 여러 번 반복한다.

9. 감사의 합장을 한다.

※ 파동호흡: 숨을 들이마시고 내쉬면서 "하"소리를 내면서 최대한 지속한다. 내쉬는 숨이 처음에는 짧지만 수련을 통해 점점 늘려 40초 정도 되게 한다.

### 건욕법

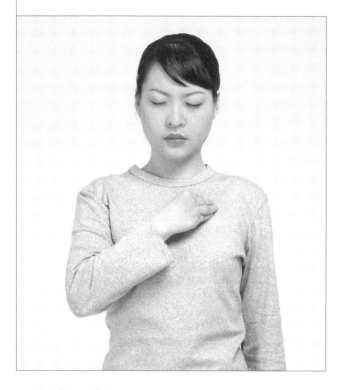

건욕법(乾浴法)은 몸, 마음, 영혼을 정화한다. 에너지 힐링을 하기 전이나 한 뒤에 이 테크닉을 사용한다. 어깨, 심장, 복부, 간의 긴장을 어루만져 풀어주고 팔을 따라 문질러 팔과 손의 경락을 정화한다.

1. 서거나 앉아 합장하면서 마음의 중심을 잡고 집중한다.

2. a) 오른손을 왼쪽 어깨에(쇄골과 어깨가 만나는 지점) 둔다. 숨을

들이마셨다 내쉬면서 오른쪽 엉덩이 쪽까지 대각선으로 쓸어내린다.

2. b) 숨을 들이마시며 왼손을 오른쪽 어깨에 두고 숨을 내쉬며 왼쪽 엉덩이 쪽까지 대각선으로 쓸어내린다.

2. c) 숨을 들이마시며 오른손을 왼쪽 어깨로 되돌리고 숨을 내쉬며 오른쪽 엉덩이 쪽까지 대각선으로 쓸어내린다.

3. a) 왼쪽 팔꿈치를 몸 쪽에 두고 팔을 땅과 평행이 되게 하고 오른손을 왼쪽 팔뚝에 둔다. 숨을 들이마시고 내쉬면서 손가락 쪽으로 쓸어낸다.

3. b) 오른쪽 팔꿈치를 몸 쪽에 대고 팔을 땅과 평행이 되게 하고 왼손을 오른쪽 팔뚝에 둔다. 숨을 들이마시고 내쉬면서 손가락 쪽으로 쓸어낸다.

3. c) 숨을 들이마시고 왼쪽 팔꿈치를 몸 쪽에 대고 팔을 땅과 평행이 되게 하고 오른손을 왼쪽 팔뚝에 둔다. 숨을 내쉬며 손가락 쪽으로 쓸어낸다.

4. 감사의 합장을 한다.

## 에너지 정화하기

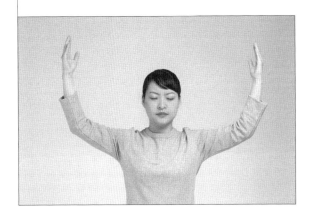

이 테크닉은 자신에게는 물론 타인에게도 사용이 가능하다.

1. 눈을 감고 선다.

2. 손을 마주보게 하고 위로 뻗는다. 레이키와의 연결을 느껴본다.

3. 마스터심볼을 상상하고 흰 빛의 에너지가 정수리 차크라를 통해 들어와 온몸과 손을 가득 채운다고 시각화한다.

4. 파워심볼이 머리 위에 있다고 3차원으로 상상한다. 에너지가 시계방향으로 돌아 아래로 내려가며 소용돌이치게 한다. 레이키가 막힌 것을 뚫어버리고 오라를 강화시키는 것을 본다.

5. 4단계를 9번 반복한다.

6. 마스터심볼이 머리 위에서 발로 내려온다고 상상한다. 숨을 내쉴 때 에너지를 우주로 확장시킨다.

7. 준비가 되면 눈을 뜬다.

메타명상

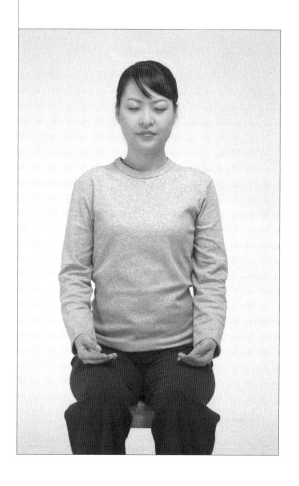

메타는 팔리어로 사랑과 친절을 의미한다. 이 사랑과 친절을 가족, 사랑
하는 사람, 동료, 지도자 등 많은 사람들에게 보낼 수 있다. 이 명상은 메
타 골든 라이트 메디테이션Metta Golden Light Meditaiton을 응용한 것
이다.

1. 의자에 앉아 손을 무릎에 둔다.

2. 심장 차크라에 초점을 맞춘다.

3. 당신에게로 향해 있는 선의, 사랑, 친절에 초점을 맞춘다. 숨을 들이마실 때 심장 부위의 연꽃이 열린다고 상상한다. 자신에 대한 자애(慈愛)와 심장 차크라에서 에너지가 열리는 것을 느껴본다.

4. 숨을 내쉴 때 자애가 심장에서 확장된다고 상상한다. 선의, 사랑, 친절을 모든 존재에게 보낸다. 이 빛이 우주의 모든 방향으로 확장되어 모든 존재를 이롭게 하는 것을 느껴본다.

5. 몇 분 뒤 심장 차크라의 꽃에서 나오는 에너지를 은빛 안개로 상상한다. 그 에너지가 심장에서 뻗어나와 몸의 모든 세포로 퍼져 당신을 자애와 사랑으로 가득 채우는 것을 상상한다.

6. 당신의 몸에서 확장된 이 자애가 온 우주로 확장되고 모든 존재를 이롭게 한다고 상상한다.

## 레이키 증가 테크닉

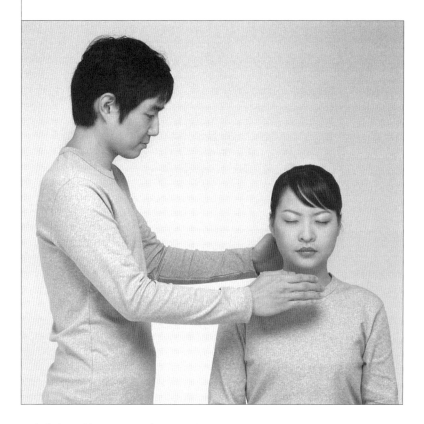

레이키 증가(Reiki Boost) 테크닉은 차크라를 균형 있고 조화롭게 만들어 몸의 레이키 흐름을 원활하게 만든다. 전수 받기 전에 사용할 수 있다.


1. 환자 옆에 선다.

2. 손을 환자 어깨에 두어 에너지가 연결되게 한다.

3. 손바닥이 아래로 향하게 하여 손을 정수리 차크라에 2~5분 정도 놓아둔다.

4. 미간 차크라와 뒷머리에 손바닥이 닿도록 2~5분 정도 둔다.

5. 목 차크라 앞뒤에 손바닥이 닿도록 하여 2~5분 정도 놓아둔다.

6. 심장 차크라의 앞뒤에 손바닥이 닿도록 하여 2~5분 정도 놓아둔다.

7. 태양신경총 차크라의 앞뒤를 손바닥이 닿도록 하여 2~5분 정도 놓아둔다.

8. 성 차크라의 앞뒤에 손바닥이 닿도록 하여 2~5분 정도 놓아둔다.

9. 기본 차크라에 손바닥이 닿도록 하여 2~5분 정도 놓아둔다.

10. 무릎의 앞뒤에 손바닥이 닿도록 하여 2~5분 정도 놓아둔다.

11. 손바닥을 위로 향하게 하고 에너지가 정수리 차크라로 올라가게 한다.

12. 오라를 무릎까지 밑으로 쓸어낸다.

13. 손가락으로 에너지 연결을 끊어버린다.

심볼명상

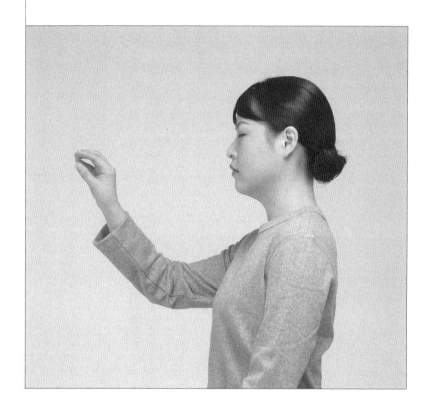

이 테크닉은 심볼에 명상하여 레이키와의 연결을 증진시킨다.

방법1

1. 손바닥을 펴고 밖으로 향하게 한 뒤 심볼을 그린다. 숨을 내쉬
   면서 심볼의 이름을 세 번 낭송한다. 숨을 들이마시며 에너지를

감지해본다.

2. 심볼을 쳐다보고 그 이름을 읊조린다. 숨을 들이마시며 에너지를 감지해본다.

3. 호흡을 멈춘 동안 마음으로 심볼을 상상하고 이름을 부른다.

4. 각 심볼을 대상으로 똑같이 해본다.

방법2

1. 손바닥을 펴고 밖으로 향하게 한 뒤 파워심볼을 그린다. 이름을 세 번 낭송하고 심볼을 그린 공간의 에너지를 느껴본다.

2. 각 심볼을 대상으로 똑같이 해본다.

방법3

1. 앉아서 손바닥을 위로 향하게 하고 손을 무릎 위에 둔다.

2. 눈을 감고 성 차크라로 숨을 들이마신다. 명상하면서 많은 생각이 나기 시작하면 에너지를 그러한 생각에 빼앗기지 말고 그냥 흘러가도록 한다. 푹신한 흰 구름이 그것을 쓸어낸다고 상상하고 명상에 집중한다.

3. 명상을 시작하면 레이키가 정수리 차크라를 통해 들어와서 온몸을 황금빛으로 채운다고 생각한다. 성 차크라로 계속 호흡하여 장기, 동맥, 뼈, 피부를 레이키로 가득 채운다. 숨을 들이마

실 때 에너지가 들어오고 내쉴 때 온몸으로 확장시킨다.

4. 먼저 마스터심볼을 시각화한다. 당신 앞에 그려도 되고 마음속으로 그려도 된다. 에너지가 흘러들어오게 하고 에너지가 가지고 있는 메시지가 무엇인지 물어본다. 심볼에 집중하고 레이키가 흐르게 하여 심볼의 의미가 나타나게 한다. 적어도 15분 정도 지속한다. 15분이 지나면 명상을 끝내도 되고 다른 세 개의 심볼로 명상을 계속해도 된다.

5. 노란색의 파워심볼을 상상한다. 마음/감정심볼은 파랑으로, 원격심볼은 빨강으로 상상한다. 직관에 따라 색깔을 바꿀 수도 있다.

6. 심볼을 그리고 에너지에 감사드리며 명상을 마친다.

7. 명상이 끝난 뒤 당신에게 맞는 것을 선택하여 그라운딩을 할 필요가 있다. 손을 성 차크라에 두고 에너지를 보내며 물을 마시고 발을 벌리고 서서 성 차크라로부터 뿌리가 땅으로 뻗어나가는 것을 느껴본다.

태양명상

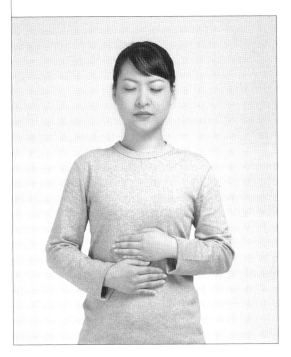

심볼 대신 이미지를 상상하여 심볼에 의존하는 것에서 점차 벗어난다. 파워심볼은 지구나 빨간색을 마음/감정심볼은 태양이나 황금빛을, 원격 심볼은 달이나 파란색, 마스터심볼은 흰색을 사용한다. 여기에 나온 테크닉은 마음/감정심볼에 대한 것이다.


1. 눈을 감는다.

2. 손을 마주 보게 하고 위로 올린다. 레이키와의 연결을 느껴본다.

3. 손바닥을 마주 보게 하고 황금빛 태양이 그 사이에 있다고 상상한다. 1에서 10까지 센다. 고혈압인 경우 파란색의 찬 태양을 사용한다.

4. 손을 미간 차크라 높이에서 머리 옆으로 두고 태양이 그 안과 주변에 있다고 시각화한다. 1에서 10까지 센다.

5. 손을 목 차크라 옆에 둔다. 태양이 점점 커져 목을 둘러싼다고 상상한다. 1에서 10까지 센다.

6. 손을 심장 차크라에 둔다. 태양이 점점 커져 심장 차크라를 둘러싼다고 상상한다. 1에서 10까지 센다.

7. 손을 태양신경총 차크라에 둔다. 태양이 점점 커져 태양신경총 차크라를 둘러싼다고 상상한다. 1에서 10까지 센다.

8. 손을 성 차크라에 둔다. 태양이 점점 커져 성 차크라를 둘러싼다고 상상한다. 1에서 10까지 센다.

9. 손을 기본 차크라에 둔다. 태양이 점점 커져 기본 차크라를 둘러싼다고 상상한다. 1에서 10까지 센다.

10. 이완하고 태양의 에너지가 몸에서 확장되는 것을 감지해본다.

**혈액교환법**

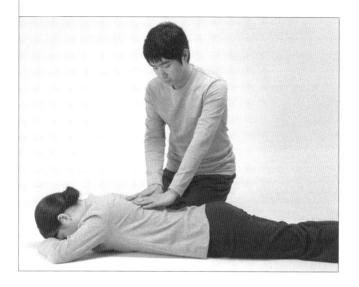

이것은 혈액정화법이라고도 한다.


1. 손가락을 척추 옆에 둔다. 목에서 미저골까지 한번에 쓸어낸다. 당뇨환자는 미저골에서 위로 쓸어낸다.

2. 손을 어깨뼈 위에 평평하게 두고 반시계방향으로 원을 그린다. 손 넓이 정도로 손을 아래로 움직여 미저골에 닿을 때까지 한다.

3. 한손은 꼬리뼈에 두고 나머지 손은 목에 둔다.

4. 어깨에서 양팔로 부드럽게 쓸어낸다. 엉덩이에서 발로 쓸어낸다. 당뇨환자는 심장 쪽으로 향하게 한다.

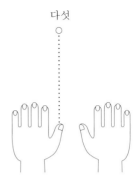

다섯

# 5. 치유하기

## 자가치유를 위한 손위치

　자가치유를 하기 위해서는 자신의 몸에 손을 갖다대어 에너지가 필요한 곳으로 가도록 보낸다. 그다음 에너지 흐름의 변화가 일어날 때까지 유지하다가 다음 위치로 옮긴다. 레이키의 기본은 통증이 있는 곳에 손을 놓는 것이지만 손의 위치를 취할 수 없거나 불편하면 다음 위치로 간다. 몸의 뒷면에 손을 놓기 위해 팔과 몸을 구부릴 수 없으면 앞면만 하라. 손과 발을 교차할 필요는 없다. 온몸을 할 수 있으면 하고 그렇지 않으면 할 수 있는 만큼만 하면 된다.

자가치유를 할 때는 방해받지 않는 조용한 장소에서 누워서 하는 것이 가장 좋다. 다리를 곧게 펴고 누워 깊은 호흡으로 몸을 이완한다. 걱정이나 긴장은 필요 없다고 마음속으로 생각한다. 손에 의식을 집중하면서 손가락을 이완하고 모은다. 손을 각 위치에 갖다대고 마음을 바라보며 고요하게 만든다.

레이키를 처음 시작할 때는 여기에 나온 손의 위치를 따라 하는 것이 좋다. 레이키를 점점 많이 사용하면 손이 레이키가 필요한 곳을 저절로 찾아가게 된다.

## 위치1

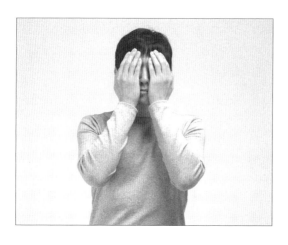

손가락이 이마에 가도록 하여 양손으로 얼굴을 덮는다.

## 위치2

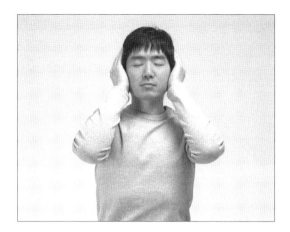

양손으로 귀를 덮는다.

## 위치3

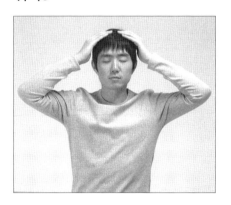

손가락이 겹치지 않게 양손을 머리 위에 둔다. 손바닥이 귀 끝에 닿도록 한다.

## 위치4

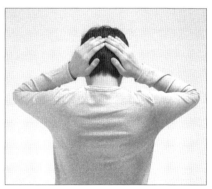

손바닥이 두개골 밑 부분에 닿도록 양손으로 머리 뒤를 덮는다.

## 위치5

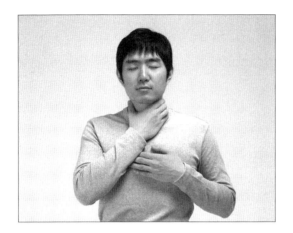

오른손으로 목을 감싸고 왼손으로는 심장을 덮는다.

## 위치6

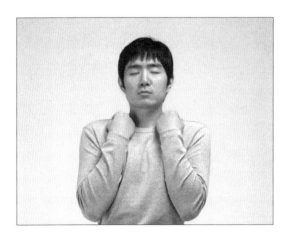

양손을 목에 가깝도록 양어깨 위에 둔다.

## 위치7

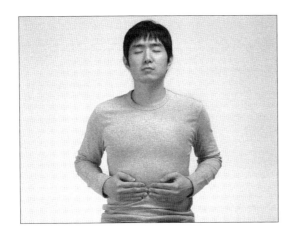

손가락이 복부 위를 덮도록 하여 갈비뼈 밑에 손을 둔다.

## 위치8

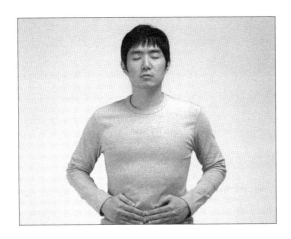

손가락이 배꼽에 닿도록 하여 손을 복부 아래에 둔다.

## 위치8

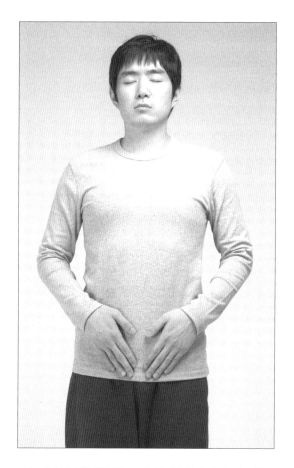

손가락이 치골을 덮고 손이 엉덩이뼈에 닿도록
복부 아래쪽에 손을 둔다.

## 위치10

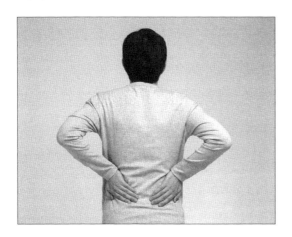

손을 등 중간에 놓는다.

## 위치11

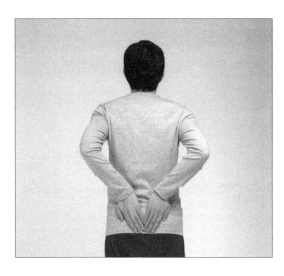

손가락이 천골 위를 덮도록 하면서 손을 등 아래쪽에 둔다.

## 위치12

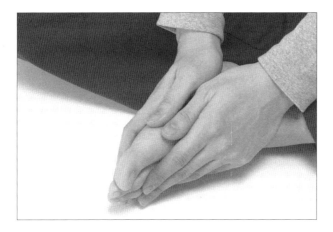

편안하게 왼쪽 발을 양손으로 감싼다.

## 위치13

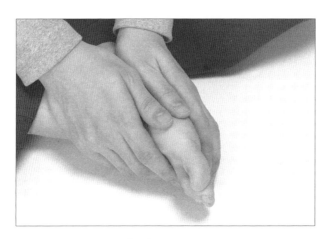

편안하게 오른쪽 발을 양손으로 감싼다.

## 위치14

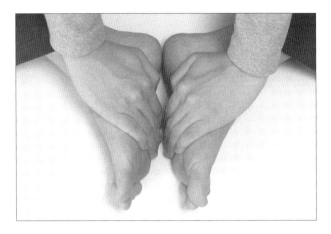

편안하게 왼손으로는 왼발을, 오른손으로는 오른발을 잡는다.

## 위치15

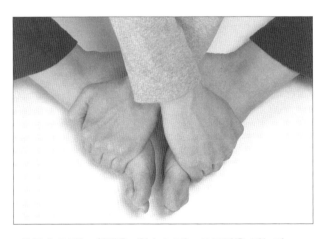

오른손으로는 왼발을, 왼손으로는 오른발을 잡는다.

이 테크닉은 좌우신경의 균형을 맞춰준다.

# 타인치유를 위한 손위치

여기에 나온 것은 가장 빈번히 사용되는 예이며 극심한 통증이나 병인 경우 내면의 안내에 따라 확장이 가능하다. 우선 손을 2~5분 정도 각 위치에 올려놓는다. 손이 뜨거워지거나 따끔거릴 수 있으며, 드물지만 차가워질 수도 있다. 손으로 에너지가 들어오는 것이 느껴지거나, 몸 전체가 에너지로 인해 달아오르기도 한다. 레이키를 다른 사람에게 줄 때 자신도 그 흐름에 참여하게 되어 자연스럽게 자가치유가 일어난다. 아무것도 못 느낀다 해서 레이키가 흐르지 않는 것은 아니다. 단지 어떤 이유로 인해 의식적으로 인지하지 못할 뿐이다.

레이키는 주는 사람의 요구가 아니라 항상 받는 사람의 요구에 따른다. 손을 놓을 때는 압력을 가하지 말고 약간 구부려 몸의 형태에 맞도록 한다. 손가락은 붙여 에너지가 집중적으로 흐르게 한다. 손에 반지를 끼고 있다면 환자와 접촉할 우려가 있기 때문에 빼야 한다. 시계도 마찬가지이며 환자도 몸에 지니고 있는 모든 장신구를 빼는 것이 좋다. 레이키를 주기 전과 준 후에는 반드시 흐르는 차가운 물에 손을 씻어야 한다.

우리나라에서는 의사, 간호사, 허가를 받은 안마사만이 환자의 몸을 만질 수 있으므로 민감한 경우라면 7장에 나오는 무접촉 치료 방법을 사용해야 한다.

## 위치 1

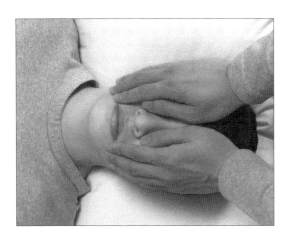

엄지손가락이 닿도록 손을 모은다. 손을 구부려 손바닥이 눈이나 속눈썹에 닿지 않게 한다. 손바닥 밑 부분이 이마에 닿고 손가락이 턱 쪽으로 가도록 놓는다.

## 위치 2

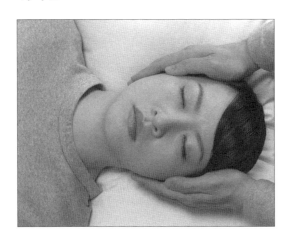

손가락이 머리 쪽을 향하게 하고 손을 오목하게 만들어 머리 양옆에 둔다.

## 위치3

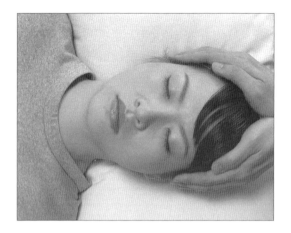

위치2 대신 사용하거나 추가해서 사용할 수 있으므로 직관에 따른다. 손가락이 귀쪽으로 향하게 하고 손바닥을 정수리에 놓는다.

## 위치4

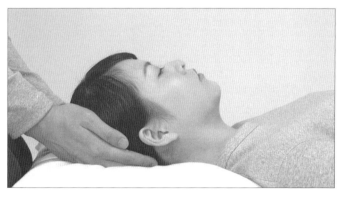

머리를 부드럽게  손으로 받친다.

손은 서로 닿게하고 손가락은 두개골의 밑 부분에 가게 한다.

## 위치5

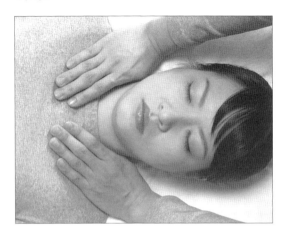

손가락은 다리를 향하게 하고 엄지손가락은 목 밑에 두어 손을 쇄골 위에 둔다.

## 위치6

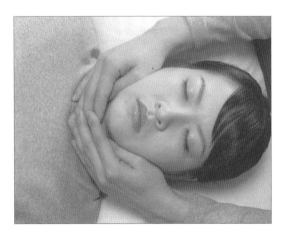

이 위치는 보충하는 자세로 문제가 목 부위에 있거나 직관적으로 필요하다고 느끼면 실행한다. 손을 턱 밑과 목 위에 둔다. 한손을 다른 손 위에 가볍게 둔다.

## 위치7

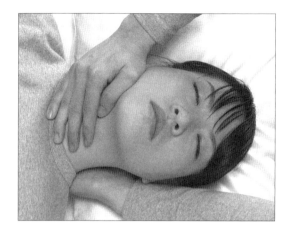

왼손은 목 밑에 두고 오른손은 목 위에 둔다.

## 위치8

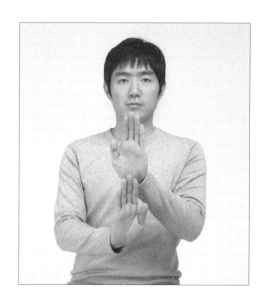

복부를 위한 손 자세
손가락을 다른 손의 밑
부분에 둔다. 손은 편한
쪽이 위로 가게 한다.

## 위치9

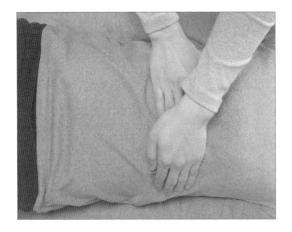

갈비뼈 가장 밑 복부 윗부분에 손을 놓는다.

## 위치10

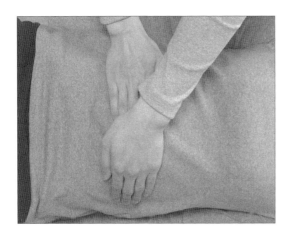

복부 중앙 배꼽에 걸쳐 손을 놓는다.

## 위치11

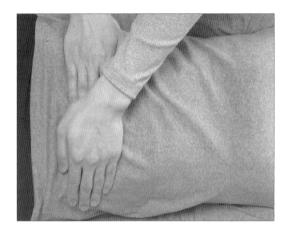

하복부에 손을 놓되 생식기를 피하여 놓는다.

## 위치12

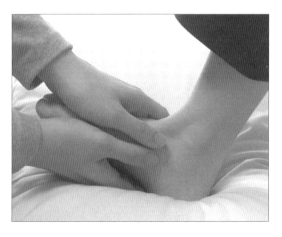

오른발을 편안하게  양손으로 감싼다.

## 위치13

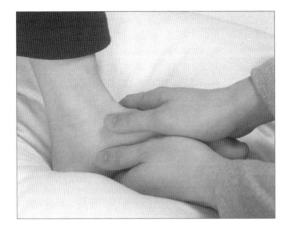

왼발을 편안하게 양손으로 감싼다.

## 위치14

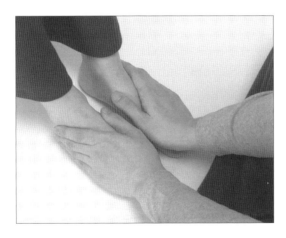

양발을 편안하게 감싼다. 손바닥으로 발바닥을 감쌀 필요가 있는 경우
도 있다.

## 위치15

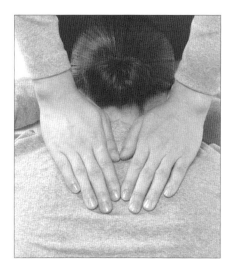

양손을 어깨 위에 둔다.

## 위치16

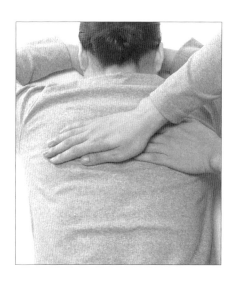

복부를 위한 손자세와 똑같은 모양으로 손을 등 위쪽에 둔다.

## 위치17

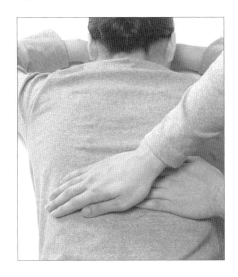

손을 등 중간에 둔다.

## 위치18

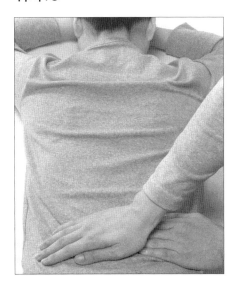

손을 등 아래쪽에 둔다.

## 위치19

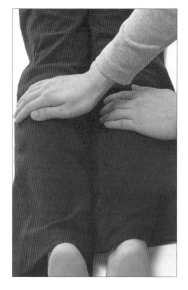

무릎 뒤를 치유한다.

## 위치20

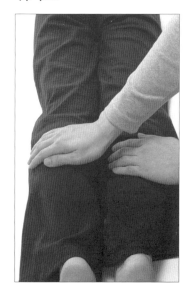

종아리 뒤를 치유한다.

## 위치21

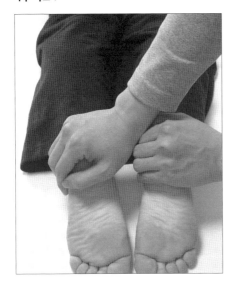

발목 뒤를 치유한다.

## 위치22

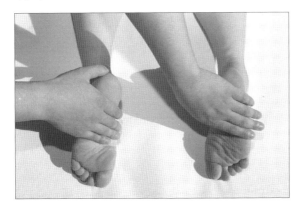

발바닥을 치유한다.

## 위치23

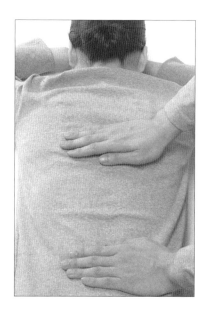

이 위치는 보충하는 자세로 필요한 경우 사용한다.
오른손은 심장 뒤에 두고 왼손은 척추 밑 부분에 둔다. 오른손을 정수리에 두는 경우도 있다.

## 접촉하지 않고 치유하기

앞에서 보인 접촉치유와 달리 몸에 손을 붙이지 않고 3~15cm 정도 띄워서 할 수도 있다. 이 경우에는 손이 오라에 있기 때문에 레이키는 몸이 아니라 오라에서 작용한다. 병은 육체에 나타나기 전에 오라에서 먼저 나타나므로 오라를 조절하면 육체의 병을 막는 데 도움이 된다. 육체에 직접 접촉하는 것보다 이 방법이 더 효과적이라고 하는 사람도 많이 있다. 둘 중 하나만 써도 되고 두 방식을 섞어서 사용해도 된다. 자신의 직관에 따라 어느 부위는 접촉을 하고 어느 부위는 접촉 없이 레이키를 보내도 된다.

우리나라 같은 경우 면허가 있는 의사, 간호사, 안마사만이 육체적 접촉을 할 수 있으므로 민감한 경우에는 7장에서 설명하는 무접촉치유를 사용해야 의료법에 저촉되지 않는다. 또 환자가 접촉하는 것을 싫어할 때나 화상처럼 만지면 아픈 상태일 때도 무접촉치유를 쓰면 좋다.

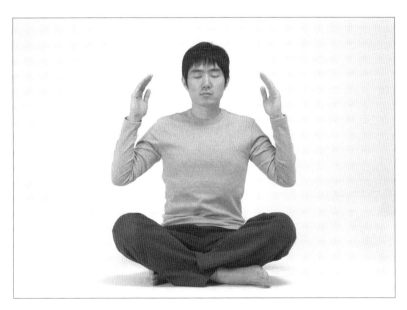

이 자세로는 레이키를 머리, 목, 어깨로 발사할 때 사용한다. 손의 각도를 변화시켜 레이키가 가는 곳을 조절할 수 있다.

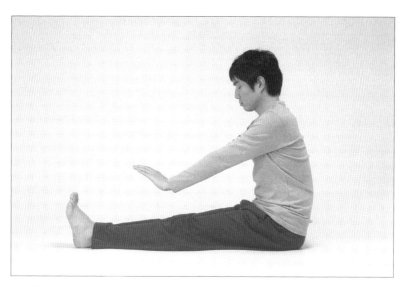

발을 잡기가 힘들면 그림처럼 레이키를 보내라.

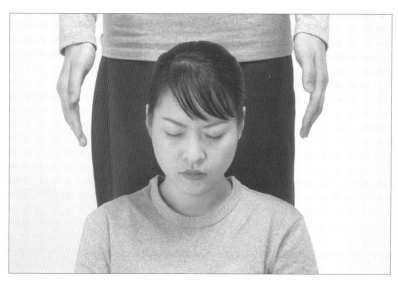

이 자세는 129쪽의 위치2와 비슷하다. 위치를 달리해보고 차이점을
느껴보라.

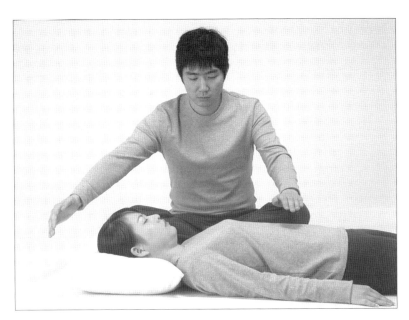

이 자세는 정수리 차크라와 태양신경총 차크라의 연결을 치유할 때 사용한다.

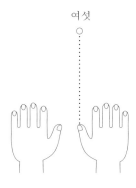

여섯

# 6. 에너지탐지

## 에너지탐지하기

레이키 힐링에서는 몸의 에너지 상태를 탐지하는 것을 병선 탐지법이라고 한다. 이 방법을 사용하면 환자의 몸에서 레이키가 필요한 부위를 찾아낼 수 있다.

전수를 받으면 손바닥 차크라가 열려 레이키가 흐를 뿐만 아니라 에너지에도 민감해진다. 손바닥 차크라를 사용하면 환자의 에너지가 필요한 부분이 어디인지 감지할 수 있다.

탐지를 하려면 우선 손을 합장자세로 하고 남을 도울 기회를 주어 감사하다는 기도를 드린다. 그다음 레이키 에너지가 강력하게 흐르게 하고 엄지손가락이 제3의 눈을 터치하도록 가져가면서 레이키가 필요한 곳으로 인도해달라고 기원한다.

손을 환자의 머리 위 30cm 위치에 둔다. 의식은 손바닥에 두고 어떻게 느껴지는지 집중한다. 손을 머리 꼭대기부터 발까지 천천히 움직이면서 손바닥에서 일어나는 변화를 의식한다. 변화가 느껴지는 곳이 바로 레이키 에너지가 필요한 곳이다. 차가움, 따뜻함, 얼얼함, 압박, 전기적 쇼크, 맥박, 뒤틀림, 불규칙, 당김 같은 것을 느낄 수 있지만 변화가 매우 미미해 상상이라는 생각이 들 수도 있다. 당신의 경험을 믿어라.

처음 탐지를 시작할 때는 민감성이 발달되지 않았으므로 많은 주의를 기울여야 한다. 연습을 거듭할수록 탐지능력이 향상되고 확신을 가지게 된다. 어느 정도 시간이 지나면 눈으로도 탐지가 가능하며 문제 부위의 에너지 이상을 직접 볼 수 있는 투시가가 되기도 한다.

에너지 장에 변화를 감지하면 손을 위아래로 움직여 그 높이를 찾아낸다. 몇 미터가 될 수도 있고 손이 몸에 거의 닿는 경우도 생긴다. 높이를 찾아냈으면 손을 그 곳으로 옮겨 레이키를 보낸다.

레이키는 오라와 차크라를 치유하고 육체로 흘러가 장기, 조직에 작용한다. 그 부위가 치유되었거나 레이키가 더 흐르지 않는 것을 느끼면 레이키를 보내는 것을 중단한다. 다시 그 부위를 탐지해 치유되었는지 확인한다. 만약 부족하면 다시 완전해질 때까지 레이키를 보낸다.

에너지 힐링은 힐러와 환자를 연결시켜 문제의 원인이 무엇인지 인식하게 된다. 문제가 어떻게 일어났으며 힐링을 위해 환자가 무엇을 해야 하는지에 대한 통찰력이 생기기도 한다. 다만 그 정보를 공유해도 된다는 인도를 받을 때만 공유한다. 힐링은 성스러운 것이므로 항상 환자를 경외감을 가지고 대해야 한다.

## 자가탐지

자신의 에너지 상태도 탐지할 수 있다. 앞의 탐지 순서를 따라 자신에게 집중하면서 가슴 앞에서 손을 합장하고 엄지손가락으로 제3의 눈을 터치하고 기도한다.

탐지를 하면서 레이키가 필요한 부위에 레이키를 보낸다. 자가탐지를 하면 평소 자신이 의식하지 못했던 것을 의식하게 되고 자신을 더 잘 알게 된다.

에너지 장의 이상을 찾으면 왜 그것이 일어났는지, 치유를 위해 무엇을 할 수 있는지를 레이키에게 물어본다. 자신에게 친절해야 한다는 것을 명심하라. 어떤 것이 보이든지 판단이나 비난 없이 받아들인다. 자신의 감정을 느끼도록 해야 하고 용서하며 사랑으로 대한다. 이 과정은 개인의 내부적인 것으로 자신의 깊은 요구를 의식하게 하고 민감하게 만들며 자신의 성장을 촉진한다.

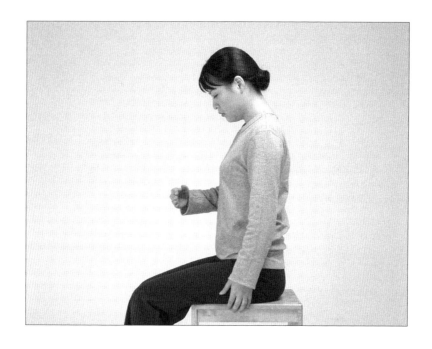

# 타인탐지

그림과 같은 자세로 타인의 에너지를 탐지할 수 있다.

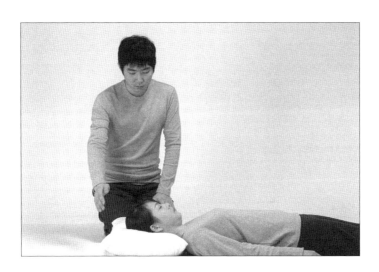

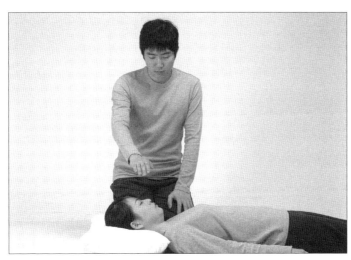

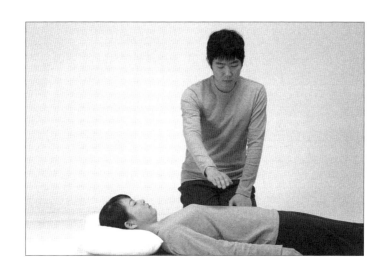

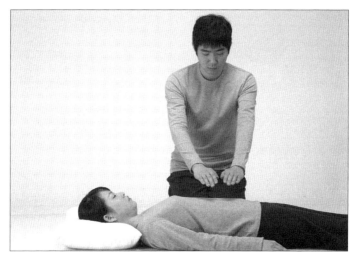

# 직관의 안내를 받는 영시법

레이키에서 에너지의 불균형을 찾는 방법으로는 앞에서 설명한 병선 탐지법과, 영시법(레이지reiji ho)이 있다. 영시법은 직관의 안내에 따라 레이키가 필요한 곳을 찾아가는 방법이다. 힐러는 레이키 힐링을 하는 동안 직관의 안내를 받게 된다. 무슨 일이 일어나는지 정확히 인식하지 못하지만 다음 위치로 옮겨야 한다는 생각이 들거나 손을 심장으로 옮겨야 겠다는 생각이 들기도 한다. 이러한 형태의 직관을 따르는 것이 여기서 말하고자 하는 영시법이다. 직관을 사용하는 것에 확신이 생기면 영시법은 매우 중요한 도구가 될 것이다. 다시 말해 영시법에서는 직관이 다음에 손을 놓아야할 곳으로 인도하고, 병선 탐지법에서는 손이 몸에 이상이 있는 부위나 레이키가 필요한 곳을 감지한다. 이 두 방법을 이용하면 손을 어디에 놓아야 할지를 알게 된다.

1. 합장을 하고 마음을 집중하여 레이키와 연결된다.

2. 레이키 에너지와 연결되었다고 느낄 때 손을 잠시 이마에 댄다. 이제 레이키 힐링을 할 준비가 되었으므로 손이 올바른 위치에 있다는 믿음을 가지고 힐링을 시작한다. 손이 직관에 따라 인도되도록 한다.

3. 힐링을 마칠 때가 되면 더 이상 환자의 몸이나 오라에 손이 인도되지 않는 것을 느낀다. 합장을 하고 마친다.

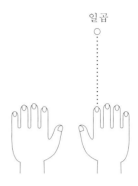

일곱

# 7. 레이키 치유순서

힐링을 시작하면 레이키의 기적이 나타나기 시작한다. 레벨1 전수를 받았으면 손을 사용하여 상대에게 레이키를 보낼 수 있다. 힐러는 먼저 손 사용법을 알아야 한다. 기본적으로 양손을 모두 사용하고 손가락은 쭉 뻗어 모은다. 그다음 손을 이완하고 압박 없이 레이키가 필요한 부위에 놓는다. 그러면 생명에너지가 손바닥 차크라를 통해 흐르게 된다. 두 손을 동시에 놓을 수 없다면 다른 한손은 몸의 어디엔가 놓는다.

레이키는 주로 손을 통해 흐르지만 몸의 어느 부위를 통해서도 흐를 수 있다. 발바닥이 개와 닿아있는 상태에서 레이키를 사용하고자 하면 에너지가 발바닥을 통해 개에게 전해진다. 침대에 누운 상대의 발에 발을 걸치거나 등에 발을 걸친 상태에서도 에너지를 보낼 수 있다. 지압사들은 지압을 하면서 레이키 에너지를 팔꿈치를 통해 보낼 수도 있다.

에너지는 힐링이 아닌 다른 때에도 흐른다. 에너지가 필요한 사람 옆에 있으면 손이 뜨거워지는 레이키 힐러도 있다. 만약 친구와 같이 있을 때 이런 일이 일어나면 친구에게 힐링을 받겠느냐 물어보라.

치유를 하겠다는 의도를 가지고 양손을 자신이나 타인에게 놓으면 레이키는 자동적으로 흐르게 된다. 레이키를 시작하거나 마치는 데는 어떠한 방법도 필요치 않다. 에너지가 흐르기 시작하면 힐러나 환자는 열을 느끼기 시작하는 경우가 많다. 레벨1 전수를 받고난 후나 힐링을 처음하고 난 후 대부분 손에 열감을 느끼는 경우가 많다. 차가움이 필요한 환자에게는 차가움을 주게 된다. 간혹 힐러는 매우 뜨겁게 느끼지만 환자는 차가움을 느끼는 경우도 있다.

레이키가 필요한 위치에 손을 두면 힐러는 감각을 느끼게 된다. 처음에는 몸의 열감을 느끼지만 손을 두고 있으면 다른 느낌을 느낄 수 있다. 열감, 차가움, 물이 흐르는 것 같은 느낌, 진동, 떨림, 자력, 정전기, 얼얼함, 빛깔, 소리, 통증 같은 것이 손을 통해 흐르게 된다. 환자는 같은 혹은 다른 느낌을 받기도 한다. 어떤 때에는 아무것도 못 느낀다. 자세와 힐링에 따라서도 감각이 다르다. 예측하긴 힘들지만 무엇인가 있다는 것은 확실하다.

이런 감각들은 5분 정도 지속되다 사라지고 몸은 따뜻하게 된다. 그러면 다음 위치로 손을 옮긴다. 5분이 채 걸리지 않는 경우도 있다.

감각이 오래 지속되고 손이 그 부위에 붙은 것처럼 느껴지는 경우도 있으므로 필요한 만큼 지속하면 된다. 계속해서 한 부위에 있는 것도 좋지만 어느 정도 시간이 되었다 싶으면 다음 위치로 옮긴다. 모든 치유가 한 번에 다 되지는 않는다. 그런 부위는 여러 번의 치유가 필요하다. 몇 번 해보면 언제 움직여야 하는지를 알게 될 것이다. 어느 것이 맞고 어느 것이 틀리는 정확한 기준은 없으므로 직관을 믿어라. 자가치유를 할 때는 다른 사람에게 치유할 때보다 감각이 약한 경향이 있다.

레이키를 사용할 때는 너무 많은 집중을 필요로 하지 않는다. 일단 손을 놓고 치유한다는 의도만 가지면 에너지가 흐른다. 하지만 완전한 집중이 필요할 때도 있다. 그러한 경우를 제외하고는 힐러는 환자와 함께 해야 하므로 환자가 감정 발산을 하거나 과거를 재경험한다면 시각화를 통해 유도하거나 무엇이 일어나는지 물어볼 수 있다. 또 자가치유를 할 때는 떠오르는 생각이 중요한 정보가 될 수 있으므로 주의를 기울인다.

완전한 레이키 힐링을 할 때는 한 시간 또는 그 이상 걸리기도 하므로 언제 어디서 할지를 잘 생각해야 한다. 자신에게 할 때는 밤이나 아침에 침대에 누워서 또는 의자에 앉아 TV를 보면서 할 수 있다.

다른 사람에게 레이키를 할 때는 환자와 힐러가 편안해야 한다. 환자는 등을 대거나 배를 대고 한 시간 정도 누워 있으면 된다. 만약 등에 문제가 있다면 베개를 무릎, 엉덩이, 머리 밑에 둘 수 있다.

간혹 환자가 몸을 돌릴 수 없는 경우가 있다. 이때는 몸의 앞면만 하고 뒷면는 원격으로 레이키를 보내면 된다. 단 완전한 레이키 힐링을 하는 것이 중요하다.

힐링을 할 때는 조용히 하는 것이 좋다. 특히 머리에 할 때는 더욱 그러하다. 환자의 감정 발산이 멈추지 않는다면 환자에게 완전히 집중해야 한다. 잠이 들더라도 방해하지 않는 것이 좋다. 하지만 가벼운 힐링을 할 때는 환자와 이야기를 할 수도 있다. 이 역시 직관에 따르면 된다. 레이키를 할 때 음악을 틀어놓는 힐러도 있다. 이때는 클래식이나 뉴에이지 음악을 낮게 틀어놓는 것이 좋다. 빛은 약하게 하면 좋고 옷은 여유 있고 편한 것이 힐러에게나 환자에게 좋다. 보석류의 착용은 에너지 흐름을 막을 수 있다. 담요 같은 것을 준비하여 한기를 느낄 때 덮을 수 있게 한다.

　마지막으로 힐링을 하기 전 방의 에너지를 정화시키고 밝게 만들 필요가 있다. 세이지 향을 태우거나 아로마 에센스 오일을 사용하고 초를 사용해도 좋다.


1. 환자와 몇 분간 이야기를 나누어 신뢰감을 형성한다. 레이키의 힐링순서와 손의 위치를 설명하고 환자의 질문에 답한다.
2. 레이키 힐링의 효과를 높이기 위해 긴장을 풀어주는 음악을 사용하는 것이 좋다.
3. 힐링 전과 후에 손을 씻는다. 힐링을 할 동안에 환자와 힐러가 편안해야 한다. 불편하게 앉는다면 레이키가 잘 흐르지 않는다. 팔과 손의 긴장은 반드시 풀어야 한다. 레이키용 테이블과 의자를 사용하면 편안하게 할 수 있다.
4. 힐링을 하기 전 환자의 눈을 감게 하고 감사하는 마음으로 치유에너지를 받아들이라고 한다. 환자에게 기분 좋은 생각을 하라고 해도 된다.
5. 손을 다리에 대고 자신에게 잠시 동안 레이키를 보낸다. ㄱ다음 파워심볼을 당신의 머리 위에서 밑으로 향하게 그려 자신을 정화하고 보호하여 치유능력이 생기게 한다. 각 차크라에 작은 파

위심볼을 그려도 된다.

6. 방 중앙과 벽, 천장, 마루에도 심볼을 그려 방의 부정적인 에너지를 정화하고 방을 빛으로 채운다. 당신의 가이드와 환자의 안내자와 천사, 우주의 모든 치유에너지가 당신과 함께 일하고 치유과정을 보호하며 가장 강력한 힐링이 일어나도록 요청하는 기도를 한다.

7. 파워심볼을 양 손바닥에 그리고 다른 세 개의 심볼을 환자의 심장이나 정수리 차크라 위에 그리고 정수리와 심장으로 스며들어 간다고 시각화한다. 이때 각 심볼에서 나온 에너지가 힐링하는 동안 필요한 곳으로 간다는 의도를 가진다.

8. 필요하면 에너지 탐지법을 사용하여 오라를 탐지한다.

9. 표준 치료법을 시작한다. 특별한 주의가 필요한 부분에는 파워심볼을 그린다. 또한 힐링이 필요한 부위나 장기의 안쪽에 파워심볼이 있다고 상상한다.

10. 특별한 주의가 필요한 부분이 있으면 표준 손위치를 사용한 뒤 각 부위를 치료한다.

11. 파워심볼을 환자의 태양신경총에 그리고 손으로 덮고 "나는 이 레이키 치료를 완전히 신성의 사랑과 지혜로 봉인하였다"라고 말한다. 머리부터 발까지 오라를 쓸어내고 환자의 에너지 장을 봉인하면서 치료를 마친다.

12. 환자가 돌아간 뒤에 조용히 앉아 자신에게 레이키를 한다. 파워심볼을 벽과 방 중앙에 있다고 시각화하여 방을 정화하고 보호한다.

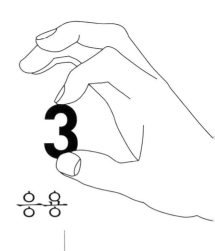

# 3

## 응용

°에너지는 생각을 따른다
— 비전의 격언

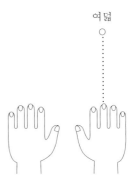

# 8. 동물, 식물
# 치유하기

레이키 에너지는 사람에게만 유용한 것이 아니다. 동물과 식물도 그 흐름을 느끼고 받는 것을 좋아한다. 하지만 사람들과는 약간 다른 방법으로 해야 한다.


## 동물

동물들은 레이키를 좋아한다. 레이키 에너지에 매우 민감하고 얼마만큼의 에너지가 어디로 가야하는지를 본능적으로 알고 있다. 달리 말하면 동물들 스스로 레이키를 받는 시간과 횟수를 결정할 수 있다는 말이다.

레이키를 개나 고양이 또는 어린 아이에게 보낼 때는 성인과는 다르게 힐링을 해야 한다. 동물이나 아이들은 성인보다 에너지를 잘 흡수할 수 있지만 레이키를 완전하게 받을 동안 가만히 있는 인내력이 없다. 따라서 한 위치에서 30초 정도로 짧게 힐링한다. 참고로 동물들은 이상이 없을 때는 에너지 받기를 거부하거나 도망간다.

당신이 친구와 함께 차를 마시며 담소를 나누고 있다고 하자. 그때 갑자기 개가 나타나 코를 당신에게 비비며 기댄다. 당신이 손을 개에게 뻗었는데 개가 멈춰있다면 그곳이 레이키가 필요한 위치가 된다. 만약 개가 움직이거나 사라지면 힐링이 끝난 것이다. 개 스스로가 더 필요하다고 느끼면 다시 돌아와 더 받는다. 레이키 힐링을 함으로써 사람과 동물과의 관계가 좋아진다. 동물들은 부끄러움이 사라지고 당신을 신뢰하게 된다. 크고 위험한 동물은 원격으로 치유하면 된다. 원격치유가 힘들면 음식과 물에 레이키를 주입하면 도움이 된다.

# 식물

  식물의 크기는 다양하므로 에너지를 보내는 시간도 다르다. 식물의 씨 같은 경우 2~3분 정도, 집에서 기르는 식물은 5~10분 정도가 효과적이다. 큰 식물은 레벨1의 힐러가 많은 도움을 주기 힘들고 레벨2의 힐러가 하면 쉽고 빠르게 레이키 에너지를 공급할 수 있다. 큰 식물이나 정원 전체에 레이키 에너지를 공급하고자 할 때는 물에 에너지를 충전하는 것이 빠른 방법이다. 물이 충분히 충전되었는지는 에너지 탐지하기나 추로 확인할 수 있다.

  잎과 뿌리를 동시에 다루어야 한다. 뿌리에 에너지를 보내면 썩는 것이 방지된다. 정기적으로 뿌리에 레이키 에너지를 보내면 뿌리가 뻗어나가는 데 도움이 된다.


  레이키는 주변의 모든 생명에게 효과가 있다. 어떤 동물과 식물 옆에 있으면 손이 얼얼해지는 것을 느끼게 되는 경우가 있다. 이것은 식물과 동물이 에너지를 당신으로부터 흡수하고 있다는 것을 의미한다.

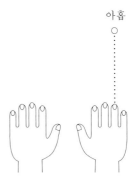

아홉

# 9. 원격치유

레이키 힐링의 힘이 증가함에 따라 레벨2 심볼을 사용하여 원격 치유가 가능하게 된다. 이것은 멀리 떨어져 있어 치유를 위해 손을 댈 수 없는 사람도 치유가 가능하다는 것을 의미한다.

원격치유는 근본적으로는 명상상태에서 시각화를 하는 것이다. 시각화는 상상을 의미한다. 시각화를 하기 위해서는 시각, 청각, 촉각, 후각, 미각의 오감을 사용한다.

예를 들어 오감 중 한 감각을 사용하여 장미를 만든 다음 아는 사람의 이름을 거기에 붙인다. 레이키 에너지를 장미에 보내고 활짝 피어나는 것을 보고 사라지게 한다. 이것이 원격치유의 기본이며 레이키에서는 원격심볼을 보내는 것이 추가가 된다.

당신은 서울에 있고 어머니는 시골에 계신다고 하자. 어머니께서 귀가 아파 원격치유를 하고 싶다면 다음의 4가지 방식으로 원격 치유를 할 수 있다. 그림을 보면 쉽게 이해할 수 있다.

첫 번째는 어머니가 당신 옆에 있다고 상상하고 레이키 에너지를 보낸다.

두 번째로는 힐링을 받는 사람을 조그마하게 시각화한다. 그 이미지를 손바닥 안에 두고 레이키 에너지를 보낸다. 사진을 손바닥 안에 두고 에너지를 보낼 수도 있다.

세 번째로는 당신의 몸을 받는 사람의 몸이라고 상상한다. 의자에 앉아 당신의 무릎을 받는 사람의 무릎이라 생각하거나 당신의 무릎 둥근 부위를 받는 사람의 머리라고 생각하면 된다.

마지막으로는 곰 인형, 사람의 사진을 사용하는 방법이다. 곰 인형이 받는 사람이라고 상상하면서 힐링을 한다.

원격치유는 연습할수록 쉬워지고 더 강해진다. 원격치유를 과소평가하지 말고 레이키 심볼을 더하는 것을 빼먹지 말아야 한다.

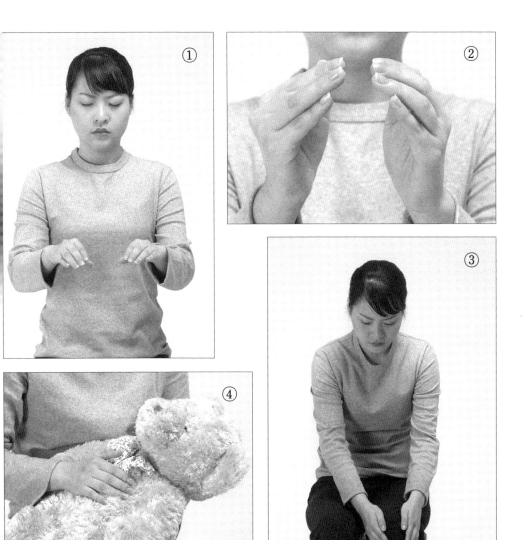

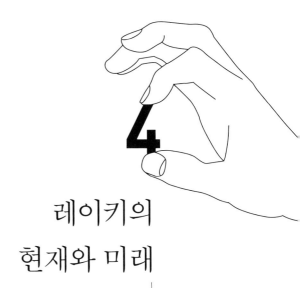

# 4

# 레이키의
# 현재와 미래

○사람은 생명에너지가
몸에 있는 동안만 살아 있다.
생명에너지가 부족하면 죽는다.
— 하타 요가 프라디피카

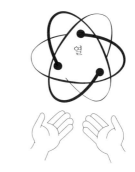

# 10. 병원에서의 레이키

## 병원에서 사용하고 있는 레이키 힐링

미국의 병원과 클리닉에서는 레이키를 적은 비용으로 환자를 치료하는 방법으로 인식하고 있다. 뉴욕의 맨해튼 아이 이어 앤 스로병원(Manhattan Eye, Ear and Throat Hospital) 간호사인 마릴린 베가는 "레이키 힐링은 환자가 수술 후에 통증 없이 빨리 회복하고 마음의 안정을 찾으며 약이나 다른 의학조치에 의한 부정적인 효과를 감소시키는 데 도움을 준다"라고 주장한다. 베가는 레이키 마스터로서 환자를 간호하는 데 정기적으로 레이키를 사용하고 있다. 그녀의 환자들이 레이키로 효과를 보고 입소문이 나자 다른 환자들과 병원 스태프들도 관심을 보였다. 환자들은 수술을 하거나 회복실에 있을 때 레이키를 해달라고 요청하곤 한다. 또 메모리얼 슬로언 케터링 암센터(Memorial Sloane Kettering Cancer center)에서는 골수이식을 받은 암환자가 레이키 힐링을 해달라는 요청을 한 적도 있다. 이 곳에서는 레이키의 효과를 인정하고 여섯 명의 의사와 스물다섯 명의 간호사가 레이키 교육을 받았다.

## 대체의학에 대한 미국인의 관심

미국에서는 레이키를 포함한 대체요법들에 대해서 일반인들의 관심이 증가하고 있다. 보스턴즈 베스 이스라엘 병원(Boston's Beth Israel Hospital)의 데이비드 아이슨버그 박사의 연구에 따르면 미국인 세 명 중 한 명이 대체요법을 사용하고, 1990년 한 해에만 대체요법에 140억 달러를 썼다고 한다. 레이키 힐링은 의학계에서도 점점 인정을 받고 있는 추세이다. 병원에서는 의사나 간호사들에게 레이키를 배워 환자를 돌보는 데 사용하도록 하고 있다.

# 병원에서 레이키 힐링을 좋아하는 이유

　병원에서는 비싼 약과 고도의 기술이 필요한 기존 의학모델에 의존하기 때문에 많은 비용이 든다. 하지만 최근에는 경비를 줄이면서도 환자를 잘 돌보기 위한 변화의 바람이 불고 있다. 그래서 레이키나 다른 대체요법이 주목 받는 것이다. 레이키는 과학기술을 요구하지 않으며 많은 힐러들은 무료로 봉사한다. 그렇기 때문에 미국의 많은 병원에서 레이키에 관심을 보이는 것이다.

　캘리포니아의 마린 제너럴 병원(Marin General Hospital)에서 근무하는 줄리엣 모즈도 레이키 힐러이다. 그녀는 뉴욕 컬럼비아 장로교 메디컬 센터(Columbia Presbyterian Medical Center)의 유명한 카이로프랙틱(chiropractic : 그리스어의 손(cheir)과 실습(praxis)에서 유래) 의사인 메멧 오즈와 같이 힐링을 했다. 모즈는 수술하는 동안 레이키와 다른 여러 에너지 테크닉을 사용하여 환자의 에너지 균형을 잡아주었다. 또 그녀는 심장수술과 이식수술을 하는 동안 수술실에서 오즈 박사를 도왔다. 그녀의 치료를 받은 11명의 환자는 수술 뒤에 나타나는 우울증을 겪지 않았다. 게다가 심장수술 환자는 수술 후 통증과 다리 무력증이 나타나지 않았고 이식환자는 장기 거부증상이 없었다. 에너지 힐링 테크닉을 이용한 그녀의 치료과정은 〈마린 인디펜던트 저널(Marin Independent Journal)〉에 보도되기도 했다. 그녀는 환자와 긍정적인 생각을 교류하는 것이 중요하다고 말한다.

같은 병원의 종양학 전문의 데이비드 길리언 박사는 "환자를 돕기 위해 우리가 가진 모든 능력을 발휘해야 한다고 생각한다. 우리는 수술실에서 기술적 의학만을 제공한다. 그러나 힐링은 다차원의 치유과정이다. 나는 에너지를 이용하는 힐링이 생길 것이라 확신한다"라고 말했다.

## 투손 메디컬 센터의 레이키 클리닉

애리조나의 투손 메디컬 센터(Tucson Medical Center(TMC))에는 종양학 지원 관리자인 샐리 서덜랜드가 운영하는 TMC 프로그램이라는 레이키 클리닉이 있다. 1995년 5월부터 시작한 이 프로그램은 세 명의 레이키 마스터가 투손의 레이키 커뮤니티에 도움을 요청했다. 대체요법에 긍정적인 입장이었던 병원 관리자 샌디 헤이우드가 병원의 레이키 프로그램을 시작하도록 도와주었다. 암관리 병동을 시작으로 힐링을 했지만 곧 병원의 여러 병동으로 확장되었다. 처음에는 주치의가 허가를 해야만 레이키를 힐링했지만 이제는 간호사가 요청한다. 레이키 힐링은 환자와 힐러 모두 안전함을 느끼고 확신을 가져야 하므로 환자가 동의한 경우에만 힐링을 한다.

치료를 하기 전 환자에게 레이키를 설명하는 것은 팀마다 다르다. 먼저 환자에게 자신들을 소개하고 레이키에 대해 설명하는 시간을 잠시 가진 뒤 힐링과정을 설명하는 것이 가장 효과적이다. 처음에는 '레이키'라는 말을 사용하지 않고 힐링 에너지에 대해 이야기하는 것이 좋다. 몸에 있는 힐링 에너지와 병에 걸렸을 때 그 에너지가 어떻게 고갈되고, 힐러가 환자의 힐링 에너지를 어떻게 증가시키는지를 설명한다. 나중에 신뢰감이 생기면 테크닉을 더 자세히 설명하고 레이키를 설명한다. 레이키 힐링을 하는 동안 힐링 음악을 틀어놓으면 더욱 좋다.

레이키 클리닉의 자원봉사자들은 환자나 병원 직원에게 설명할 때 형이상학적인 단어를 사용하지 않는 것이 좋다. 오라, 차크라, 에너지 바디 같은 말들은 혼란과 불신을 일으킬 수 있기 때문이다. 터치는 모두가 필요로 하고 좋아한다는 것처럼 일상적인 용어로 쉽게 설명하는 것이 더 효과적이다.

서덜런드는 새로운 레이키 자원봉사자가 오면 병원 밖에서는 레이키 힐링을 하지 않겠다는 서약서를 받는다. 그런 뒤 두 명의 경험 있는 레이키 팀에서 일하도록 배정한다. 여섯 번의 힐링을 견학하고 나면 서덜런드는 병원이 어떻게 운영되고 환자와 병원 직원을 어떻게 대해야 하는지에 대해서 교육한다. 또한 다양한 문제에 대한 대처법도 가르친 후 경험 있는 사람과 한 팀을 이루게 한다. 현재 이 프로그램에 20여 명 정도의 지원자가 있으며 한 번에 두 명 또는 네 명이 치료를 한다.

이 프로그램에 처음부터 참여했던 알린 시겔은 한 달에 한 번씩 레이키 자원봉사자와 지원자들간의 회의를 한다. 회의에서는 목표를 설정하고 행동지침을 되새기며 경험을 공유한다. 환자의 질문에 어떻게 대처해야 하는지에 대한 방법도 역할극을 통해 새롭게 개발한다. 또 환자들은 자신만을 위한 특별한 처방을 듣길 원하므로 레이키를 받은 환자의 경과를 추적하기 위한 질문도 개발한다. 레이키 클리닉에서는 암, 만성질환, 임산부를 치료하고 있는데 대부분 중환자들이다. 하지만 환자는 자신의 상태를 실제와는 다르게 말한다. 그녀는 "우리가 병실에 들어가는 순간부터 환자의 가장 큰 관심이 무엇인지 생각한다. 신뢰감을 쌓고 환자를 최대한 편하게 만든 다음 상태를 파악해야 한다. 그 다음 레이키로 이어지고 레이키가 시작하면 우리의 목적이 명확해진다"라고 말한다. 사람들이 지원하는 이유도 환자들을 도와주면 가슴이 따뜻해지고 영적 경험을 하기 때문이라고 한다.

이 프로그램이 성공한 가장 큰 이유는 환자들이 레이키를 좋아하고 원하기 때문이다. 환자들은 힐링을 경험하고 나면 더 받기를 원한다. 심지어 영적 경험을 했다는 사람도 있다. 간호사들도 레이키가 환자의 고통을 줄여 편히 잘 수 있고, 식욕을 증진시킨다고 얘기한다. 병원의 다른 직원들도 레이키의 효과를 인정하고 있어 레이키가 환자에게 중요한 부분이라고 생각한다.

## 포츠머스 리저널 병원의 레이키 힐링

패트리샤 앨런디디는 뉴햄프셔에 있는 포츠머스 리저널 병원(Portsmouth Regional Hospital)의 외과 의사이면서 레이키 마스터이다. 그녀는 병원 책임자 조콜린 킹과 원장 윌리엄 슐러의 도움으로 환자에게 레이키 힐링을 하게 되었다. 병원에서 가장 큰 부서 중 하나인 외과병동은 수술실, 중앙공급실, 회복실, 이동간호시설 등을 책임진다. 수술 전 환자와 전화로 인터뷰하면서 레이키를 함께 힐링한다. 환자가 요구하면 아침에 레이키를 하고 수술실로 가기 전 15~20분 정도의 힐링을 더 실시한다. 수술실에서도 레이키를 한다. 그녀로부터 레이키를 배운 20명의 병원 직원 중에는 자격이 있는 간호사, 테라피스트, 테크니션, 지원부 직원이 포함되어 있다. 1997년 4월부터 400여 명의 환자들이 그녀에게 힐링을 받았다. 앨런디디는 "레이키로 다양한 사람들에게 도움을 준 것은 매우 소중한 경험이었다"라고 말한다. 많은 환자들이 주변의 경험들을 듣고 여러 번 레이키 힐링을 받고 싶어 했다. 병원에서는 레이키가 스트레스를 감소시키고 깊은 이완을 가져와 몸의 자연 치유력을 향상시키는 테크닉으로 알려져 있다.

레이키 힐러는 뉴에지 테크닉이나 에너지 차원을 벗어나지 않는 순수한 레이키만을 한다. 이 범위를 지키면서 효과를 보게 되자 의사와 직원들이 레이키를 신뢰하게 되었다. 이제는 정신건강, 만성통증, 암 같은 문제를 치료하기 위해 병원의 다른 부서에서도 요청하고 있다.

앨런디디와 그의 동료 그레다 코코는 병원에서 지원하는 시코스트 컴플리멘터리 케어(Seacoast Complementary Care, Inc.)라는 레이키 클리닉을 운영하고 있다. 이 클리닉은 일주일에 이틀 동안 문을 열어 훈련 받은 50명의 레이키 지원자가 근무하고 있다. 지원자 중 절반은 병원 직원이고 나머지는 레이키모임 소속이다. 클리닉에는 13~17개의 테이블이 있어 한 테이블당 1~3명의 지원자가 담당한다. 주로 HIV, 통증, 화학요법과 방사선 치료로 인한 부작용 같은 광범위한 증상을 치료하는데 병원 의사가 추천해서 온 환자도 있고 소문을 듣고 온 환자도 있다. 그래서 클리닉은 항상 대기환자가 만원이고 기다려야 할 때가 많다.

# 캘리포니아 퍼시픽 메디컬 센터의
# 레이키 힐링 프로그램

캘리포니아 퍼시픽 메디컬 센터(California Pacific Medical Center)
는 북부 캘리포니아에서 가장 큰 병원 중 하나다. 병원에서 운영하
는 헬스 앤 힐링 클리닉(Health and Healing clinic)은 레이키, 중의
학, 최면, 바이오피드백, 침술, 동종요법, 허브, 영양요법, 아로마
테라피 등 다양한 보완요법을 사용하여 급·만성질환을 치료한다.
이 클리닉에는 여섯 개의 치료실이 있고 두 명의 의사, 마이크 캔
트웰과 에이미 살츠먼이 운영하고 있다. 캔트웰은 감염성질환의
전문의이며 레이키 마스터로 영양요법을 훈련 받았다. 살츠먼은
내과 전문의이며 위빠사나 명상, 침술, 영양요법의 훈련을 받았다.
  클리닉의 의사들은 주치의와 함께 상의하여 환자에게 맞는 보
완요법을 결정한다. 그들은 환자의 육체와 정신상태를 알 수 있는
질문지를 통해 어떤 치료가 적당한지를 결정한다. 질문지는 개인
의 인간관계 만족도, 자신의 몸에 대한 이미지, 직업, 경력, 영성
같은 다양한 주제를 포함하고 있다. 현재 이 클리닉은 매우 유명
하여 100명 이상의 환자가 대기할 정도라고 한다.
  캔트웰 박사는 1~3시간 정도의 긴 레이키 힐링을 하고 있으며
클리닉 밖에서도 힐링을 해줄 레이키 힐러에게 환자를 지정해준

다. 또 레이키 힐링에 반응이 좋은 환자는 레이키 훈련을 받게 하여 레이키 자가치유를 할 수 있게 돕고 있다. 그는 "레이키가 근골격 손상, 통증, 두통, 급성감염, 천식 같은 급성질환에 좋은 치료법이라는 것을 알게 되었다. 또한 만성통증이 있는 만성질환에도 효과적이다"라고 말한다. 현재 레이키는 클리닉에서 의료보험을 적용받지 못하고 있다. 그러나 캔트웰 박사는 보완요법의 가능성과 돈을 절약할 수 있다는 점을 보험회사가 인정하리라는 희망을 가지고 연구를 계속하고 있다.

## 레이키를 사용하고 있는 의사와 간호사

매리 리 라드카는 간호사이면서 레이키 마스터인 덕분에 간호사 힐러라는 별명이 있다. 그녀는 앤 아버에 있는 미시건 대학 병원의 간호사와 병원 직원에게 레이키를 가르치고 있다. 또 대부분의 환자에게 레이키를 사용하고 있다. 이를 통해 레이키가 통증과 스트레스 감소, 순환 개선, 신경장애 제거에 최고의 효과가 있다는 것을 알게 되었다.

또 의사이면서 레이키 마스터인 낸시 에오스는 미시건 메디컬 스쿨의 교수이다. 그녀는 응급실에서 환자를 치료하면서 레이키를 병행하고 있다. 에오스는 "이제 레이키 없이 치료하는 것을 상상할 수 없어요. 터치를 하고 있으면 일반적인 치료를 통해서는 일어나지 않는 일을 경험할 수 있어요. 통증이 줄어들고 발진이 사라지며 편하게 숨을 쉬게 되고 화를 내던 사람도 농담을 할 정도니까요"라고 얘기한다. 그녀가 쓴 《레이키와 의학 Reiki and Medicine》에서는 레이키로 치료한 트라우마, 심장발작, 호흡기질환, 심폐기능소생, 유아학대, 알레르기, 응급상황에 대해 소개하고 있다. 그녀는 현재 그래스 레이크 메디컬 센터(Grass Lake Medical center)에서 가정의학을 담당하고 있으며 미시건주 잭슨에 있는 푸트 병원(Foote Hospital)의 의사로도 근무하고 있다. 이 병원에는 많은 간호사와 더불어 레이키 훈련을 받은 의사가 다섯 명이나 있다고 한다.

리비 바넷과 매기 채머스는 레이키 마스터로 환자를 치료하고 있으며 뉴 잉글랜드 병원(New England Hospital)의 직원들에게 레이키를 훈련시키고 있다. 그들은 레이키를 보완요법으로 가르치고 있으며 환자의 정규 치료과정에 포함시키고 있다. 또 《레이키 에너지 의학 Reiki Energy Medicine》이라는 책에서 자신들의 경험을 소개하고 있다. 책에는 지원자로 이루어진 레이키 부서를 병원에 만들어 환자나 병원 직원이 모두 레이키를 받을 수 있게 하라는 재미있는 제안을 하고 있다. 의사인 베티나 페이튼은 "레이키는 매우 간단하고 강력한 효과가 있고 우주에너지를 인정하게 만든다"라고 말하고 있다.

레이키의 도움을 받고 싶은 사람들은 병원에서 레이키 힐링을 도입하길 원한다. 병원은 많은 사람에게 레이키를 제공할 좋은 장소이기 때문이다.


## 레이키 힐링 지원 그룹

1997년 이후 레이키는 많은 발전이 이루었다. 현재 미국에서 레이키를 하고 있는 병원은 100개 이상이고 점점 더 확산되는 추세다. 레이키가 많은 병원에서 표준치료가 되어가고 있다는 증거이다. 이와 더불어 레이키 힐링을 하고자 하는 사람을 돕는 지원 그룹이 웹사이트상에서 활동하고 있다. 이 곳에서는 레이키를 하는 사람들과 병원의 리스트를 제공하고 힐링을 돕는 글과 정보가 있다. 이 그룹은 www.srpt.org를 통해 접촉이 가능하다.

※ 10장의 내용은 우수이/리베탄 레이키, 카룬 레이키(Usui/ Tibetan Reiki, Karun Reiki)를 설립한 윌리엄 리 랜드 씨의 글 중 일부를 요약 · 정리한 것임을 밝힙니다.

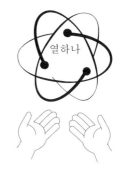

열하나

# 11. 레이키의
# 과학적 실험사례

## 레이키 힐링에 대한 과학적인 연구

1970년대에 돌로레스 크리거에 의해 간호사들에게 테라퓨틱 터치가 소개되면서 에너지 차원의 치유시스템에 대한 관심이 높아졌다. 그 결과 레이키와 다른 여러 에너지 힐링에 대한 연구가 진행되었고 전 세계의 병원에서 레이키를 받아들이고 있다. 환자는 레이키 힐러를 동반할 수도 있고 레이키를 요청할 수도 있다.

1988년 〈아론 저널(ARON Jouranl)〉에 진네트 소이어가 쓴 'O·R에서의 첫 번째 레이키 힐러'라는 글에서는 복강경수술을 하는 동안 환자들의 요청으로 레이키 힐러가 참여했던 일을 기록하고 있다. 환자들은 수술 전·후 15분 동안 레이키 힐링을 받았다. 870명 이상의 환자가 참여했는데 진통제를 덜 쓰게 되고, 입원기간이 짧아졌으며, 환자의 만족도도 높았다고 한다.

오늘날에는 레이키의 여러 가지 면이 연구되고 있다. 그 중 몇 가지 실험사례들을 소개하고자 한다. 레이키가 치유속도를 빨라지게 하는 것을 보는 실험도 있고 누구를 어떻게 이완시키는지를 관찰하는 실험도 있다. 또 생체 전기장을 측정하기도 하고 원격치유를 확인하기도 한다.

## 헤모글로빈 레벨과 레이키 힐링 : 생리학적인 면

### - 웬디 웨젤

〈홀리스틱 너싱 저널(Journal of Holistic Nursing)〉

7호 1989년 47~54쪽

● 목적 : 헤모글로빈과 헤마토크릿(혈구가 혈액 속에서 차지하는 비율을 재는 데 쓰는 모세시험관)수치에 대한 효과

● 순서 : 성인 48명의 헤모글로빈과 헤마토크릿 수치를 레벨1 레이키 힐링을 한 다음 측정함. 치료 받지 않은 대조군은 정상상태에서의 헤모글로빈과 헤마토크릿의 수치 변화를 기록함.

● 결과 : 측정결과, 레벨1 레이키 힐링을 받은 참여자의 헤모글로빈과 헤마토크릿의 수치는 처음과 비교할 때 현저한 차이가 나타났다. 28%가 증가했고 나머지 사람은 감소했다. 동일한 시간에 치료하지 않은 대조군에서는 아무 변화가 없었다.

● 결론 : 레이키는 측정가능한 생리적인 변화를 만들어낸다. 측정한 데이터는 에너지가 치유를 목적으로 개인간 전달이 가능하고 건강을 증진시키고 균형을 잡아준다는 전제를 뒷받침한다. 혈액 수치가 높아진 사람이 있는 반면 내려간 사람도 있는데 이것은 레이키가 각 개인의 균형을 잡아준다는 개념과 일치한다.

레이키 힐링의 효력 : 전기 피부검사법으로 신장, 비장, 신경기능의
향상을 측정

　　　　　　　　　－베티 하트웰과 바바라 브레위트

〈얼터너티브 테라피스 매거진(Althernative Therapies Magazine)〉

1977년 7월호, 89쪽

●목적 : 만성질환에 대한 레이키 힐링의 효과를 전기 피부검사법
　　　 으로 평가

●순서 : 위독한 만성질환자 다섯 명에게 레이키 힐링을 시행하였
　　　 다. 각 환자는 낭창, 류머티스, 갑산선종, 다중경화증을
　　　 앓고 있다. 레이키 힐링을 네 명의 레벨2 힐러와 한 명의
　　　 레이키 마스터가 한 시간씩 10주 동안 치료하였다. 레이
　　　 키 힐러는 손을 규칙적으로 몸의 같은 위치에 놓았다. 두
　　　 개골의 신경관 영역, 몸통의 신경림프관절, 손발 차크라
　　　 에 손을 놓았다. 실험기간에는 새로운 정통치료나 대체
　　　 요법을 하지 않았다. 처음 일주일은 세 번 연속으로 치료
　　　 하였고, 9주 동안은 일주일에 한 번 치료하였다.

●결과 : 실험기간에 세 번 검사를 하였다.
　　　 1. 연구 시작 전
　　　 2. 세 번 치료 받은 뒤
　　　 3. 열 번 치료 받은 뒤

손, 발, 목의 세 경혈의 피부 전기저항을 측정하였다. 목의 혈에서는 정상범위보다 25% 낮았다. 부신의 측정값은 8.3% 낮거나 정상이었다(중간과 마지막 측정 사이에서 한 적도 있음). 비장 측정값은 세 번의 힐링 후에 정상보다 7.8% 낮거나 정상이었다. 모든 환자는 레이키 힐링 후 이완되었고 통증이 줄어들고 몸의 움직임이 좋아졌다.

## 레이키 힐링으로 만성질환자의 통증,걱정,우울증 치료

### - 린다 J. 드레슨, 상기타 싱그

〈서틀 에너지 앤 에너지 메디슨 저널(Subtle Energies and Energy Medicine Journal)〉
9호 1998년에 출간

● 목적 : 만성질환자의 통증, 걱정, 우울증에 대한 레이키의 결과
  평가
● 순서 : 1년 이상 두통, 심장질환, 암, 관절염 등을 앓고 있는 환
  자 120명에게 힐링한다. 레이키, 점진적 근육이완법, 치
  료하지 않음, 가짜 레이키의 네 종류 치료를 20명으로 이

루어진 그룹에 실시했다. 각 치료법은 각 그룹은 5주에 걸쳐 일주일에 두 번, 30분씩 치료 전과 후에 검사를 받았다. 3개월 뒤 환자들의 상태를 점검한다.

● 결과 : 레이키가 12가지 변수 중 10가지에 대하여 다른 치료법보다 월등히 우수한 것으로 밝혀졌다. 3개월간의 점검에서 변화가 지속적으로 나타나고 통증지수($p < .006$)가 많이 줄어들었다.

● 결론 : 레이키는 걱정, 통증, 우울증에 현저한 효과가 있다.


## 레이키로 통증 조절하기

〈 크로스 캔서 인스티튜트(Cross Cancer Institute)〉
1997년 1호 108~113쪽

● 목적 : 통증을 조절할 때 오피오이드(마약성분과 유사한 마취약) 대신에 레이키를 사용할 수 있는지의 여부

● 순서 : 암을 포함한 여러 이유로 50여 가지 통증이 있는 20명의 지원자에게 레벨2 힐러가 레이키 힐링을 한다. 통증을 시각적 아날로그 척도(visual analogue scale)과 리커트

척도(Likert scale)로 치료 전과 후에 측정한다.

●결과 : 두 방법 모두 레이키 치료를 받은 뒤 통증이 현저하게 감
소되었다.


## 레이키 힐링의 경험
### – 엔거 브레스톤과 D.W. 워델(미국 허스톤의 텍사스 건강 과학 센터)

〈얼터너티브 테라피스 인 헬스 앤 메디슨(Alternative Therpies in Health and Medicine)〉
2002년 8호 48~53쪽

●목적 : 레이키 피실험자의 경험을 통해 접촉치유의 대중성에 대
한 이해를 돕고 연구를 위한 변수를 명확히 밝히기 위해

●순서 : 레이키 마스터가 방음창이 설치된 방에서 30분 동안 레
이키 힐링을 한다. 바로 옆방에서 치료한 뒤 인터뷰하면
서 녹음한다. 피실험자는 레이키 힐링을 받은 경험이 없
는 건강한 자원봉사자이다.

●결과 : 피실험자는 치료받는 동안의 의식상태를 기술한다. 동시
에 피실험자는 감각적이고 상징적인 경험을 한다.

●결론 : 의식과 모순된 역설적인 경험은 전인적 속성과 개인의

힐링 경험에 따라 다르다는 것을 나타낸다. 이 결과로 접촉치유 연구에 사용되는 많은 선형모델은 피실험자의 경험을 충분히 얻어내기 힘들다는 것을 시사한다.

---

## 이중 검맹법을 사용하여 진행된 AIDS환자에 대한 원격치유에 대한 효과

### -프레드 시커, 엘리자베스 타그, 단 무렐, 헬렌 스미스

〈웨스턴 메디슨 저널(Western Journal of Medicine)〉
1998년 12월호 356~363쪽

●목적 : AIDS환자에 대한 원격치유의 효과를 알아보기 위해 6개월 동안 이중검맹법을 사용하여 연구를 함.

●순서 : 40명의 환자를 무작위로 두 집단으로 분리한다. 환자의 반은 정상적인 치료를 받으면서 원격치유를 받는다는 것을 알리지 않는다. 에너지 힐링 경력이 평균 17년 이상인 40명의 힐러가 미국 각지에서 힐링을 한다. 힐러는 기독교, 유대교, 불교, 아메리카 인디안, 샤만, 명상, 생체에너지 양식을 사용한다. 각 환자는 10주간 6일에 한 번,

한 시간씩 열 명의 힐러로부터 원격치유를 받는다.

●결과 : 6개월 뒤 치료받은 환자는 병원 방문과 입원 회수가 훨씬 줄어들었고 병이 악화되지 않았으며 새로운 병으로 발전되지 않았고 기분이 좋아졌다고 한다.


※ 이 내용은《레이키 소스북The Reiki Sourcebook 》중 일부를 요약 · 정리한 것임을 밝힙니다.

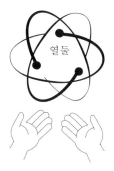

열둘

# 12. 앞으로의 미래

현직 의사이면서 레이키를 비롯한 여러 에너지 힐링을 과학적으로 연구하고 그 결과물로《영적 힐링Spritual Healing》이라는 책을 쓴 다니엘 베노 박사는 책의 결론에서 "우리는 에너지 힐링이 효과가 있느냐는 질문에 대해서 '그렇다'라고 자신 있게 말할 수 있다. 에너지 힐링은 정통치료법을 보완하는 강력한 대안을 제시하고 있다. 우리는 에너지 힐링을 필요로 하는 곳에서 사용할 수 있도록 연구를 계속해야 한다. 또 힐링은 우리의 몸을 물질만

이 아닌 에너지로 이해할 수 있다는 것을 강하게 시사하고 있다"라고 말한다. 또 "에너지 힐링은 현존하는 이론으로 설명할 수 없다. 그러나 에너지 힐링이 무엇이고 어떻게 일어난다는 것에 대한 단서와 이론은 많이 있다. 우리는 힐링을 이해하는 문 앞에 바로 서 있다"라고 말한다.

베노 박사의 말처럼 레이키를 비롯한 에너지 힐링에 대한 연구가 전 세계적으로 이루어지고 있다. 조만간 생명에너지의 존재와 우리 모두에게 그 에너지를 쉽게 사용할 수 있는 능력이 있음이 과학적으로 밝혀질 것이다. 그리하여 레이키와 같은 에너지 힐링을 모든 사람이 사용하게 될 날이 곧 올 것이다. 그러면 육체와 에너지 기관인 경락, 차크라의 관계와 생각, 감정이 어떻게 에너지에 영향을 미쳐 질병으로 바뀌는지 밝혀지게 될 것이다. 예를 들어 몇 가지 상황을 상상해보자.

각 가정에 최소한 한 명의 레이키 힐러가 있다고 가정하자. 만약 엄마가 레이키를 배워 감기에 걸리거나, 소화가 안 되거나, 두통 같은 통증이 있는 아이에게 약을 먹이는 것이 아니라 편하게 눕히고 사랑이 가득한 양손으로 에너지를 보낸다. 가족 간의 사랑하는 마음으로 힐링하는 레이키는 다른 어떤 이가 해주는 것보다 소중한 약이 될 것이다. 또 학교에서도 아이들이 레이키를 배워 운동을 하다 다치거나 집중을 위해 에너지가 필요할 때 친구들끼리 서로 해주면 사이도 좋아질 뿐더러 학습능력도 향상될 것이다. 병원에서는 수술실, 응급실, 앰블런스 등 어디에서나 레이키 힐러가 있어 하루에 몇 번씩 환자에게 생명에너지를 보낸다. 모든 환자가 에너지를 받는 것이 정규과정이 될 것이다. 모든 스포츠팀의 활동에 레이키 힐러가 함께 다니면서 선수들의 부상을 빠르게 치료해주고 최고의 컨디션을 유지하도록 도와주면 성적도 최고가 될 것이다. 직장에서도 직원들의 육체적 · 정신적 건강을 최상으로 만들어 업무효율을 극대화시킬 수 있을 것이다. 그리고 이 외에도 지금은 예측하기 힘든 많은 변화들이 생길 것이다.

　레이키 사용이 보편화되어 우리 모두가 질병에서 벗어나 행복하게 삶을 살게 될 미래를 그려본다.

# 자, 이제 다시 시작이다!

우리는 개인과 지구의 고통이 증가하고, 모든 것이 급변하는 시대에 살고 있다. 나라가 붕괴되고 수많은 사람들은 전쟁의 위험에 놓이고, 정치적 상황은 하루가 다르게 바뀌고 있다. 또한 많은 자연재해들의 위험에 처해 있다. 치유하기 어려운 병과 계속해서 생겨나는 새로운 병들은 걷잡을 수 없이 퍼져 인류의 생명을 위협하고 있다. 마실 물은 더 이상 안전하지 않고 공기와 토양도 심각하게 오염되어 있다. 아이들이 희생양이 될 뿐만 아니라 우리 스스로를 손상하고 있다.

이러한 급변하는 시대에 치료에 대한 새로운 인식이 조금씩 싹트고 있다. 현대의학은 오늘날의 질병에 많은 해답을 제시하지 못하고 있다. 이를 해결하기 위해 고대의 방법인 허브, 동종요법, 마사지, 침술, 플라워 에센스, 에너지 힐링이 재발견되고 있다. 이들은 현대의학이 해결하지 못한 병을 치유하기도 한다. 레이키도 그러한 방법 중 하나이나. 어떠한 도구도 필요치 않고 단지 힐러의 손만 있으면 되며 다른 힐링의 일부로 사용할 수도 있다. 짧은 시간에 배울 수 있으며 아이들을 포함하여 누구나 배울 수 있다. 레이키는 육체적, 감정적, 정신적, 영적 문제에 간단하면서도 효과적인 대처법을 제시한다.

사랑과 하나됨을 최고로 여기는 레이키는 평화의 가치를 되새기고 있다. 부드럽고 비폭력적이며 고통이나 해를 유발하지 않는다. 고통의 세계에서 레이키는 피난처이다. 고통을 완화시키고 마음을 편안하고 고요하게 만든다. 또 육체의 치유를 촉진하고 출혈을 멈추게 하며 과거나 현재에 기인한 감정적 트라우마를 해소시킨다. 나쁜 일을 위해 오용될 염려도 없다.

레이키는 지구를 치유하는 일부이다. 레이키는 모든 사람뿐만 아니라 지구의 것이다. 이 땅에 사는 모든 사람들에게 주어진 가장 큰 잠재력 중 하나다. 레이키는 우리 유전자에 새겨져 있으므로 결코 사라져 버리는 일은 없다. 더 많은 사람들이 레이키를 배우면 지구의 변화가 쉽게 이뤄지고 고통이 줄어들며 새로운 탄생이 안전하게 될 것이다. 이제 레이키를 모든 사람에게 되돌려줄 때이다. 힐러, 평화 운동가, 빛의 일꾼이 레이키를 통해 행동해야 한다. 레이키를 사람들에게 되돌려주어 원래 예정된 것처럼 만인이 사용하여야 한다. 레이키를 사용하고 레이키를 가르쳐 평화와 치유와 안녕과 긍정적인 변화가 일어나게 하라!

지금이 바로 그때이다. 모든 레이키 힐러는 이 치유능력을 사용할 수 있는 모든 방식으로 사용하라. 이제는 지구와 사람과 동물을 치유할 때이다. 더 이상 지체할 이유는 없다. 더 많은 고통과 괴로움과 위기가 매일같이 생겨나고 있다. 더 이상 시간이 없다. 레이키와 모든 힐링의 기본이 되는 친절과 사랑과 하나됨을 기억하라! 고통과 변화의 시대에 모든 사람들이 힐링을 요구하고 있다는 것을 인지하라!

이제 우리 모두는 자신에게 치유능력이 있다는 것을 알게 되었고 그것을 사용할 준비가 되었다. 우리가 근육을 단련하려면 매일 운동을 해야 하는 것처럼 에너지 힐링인 레이키도 마찬가지이다. 적은 시간이라도 하루에 조금씩 시간을 내어 매일 연습하는 것이 중요하다. 레이키를 잘 사용하려면 우선 자신의 몸, 감정, 마음, 영혼 모두가 맑고 깨끗해야 한다. 이 책에서 제시하고 있는 명상법과 에너지 차원의 운동법을 매일 5~10분 정도 수련하면 레이키를 할 수 있는 몸과 마음의 상태가 갖춰질 것이다. 물론 레이키가 필요한 사람에게 줄 수 있다면 더할 나위 없이 좋다. 레이키를 지금까지 해본 경험에 의하면 레이키를 하는 것은 어려운 것이 아니지만 연습하고 연습하고 또 연습하면 더 쉽게 사용할 수 있다. 연습만이 레이키를 완전하게 사용할 수 있는 길임을 기억하라. 포기하지 않는다면 자신과 주변의 행복이 기다리고 있을 것이다!

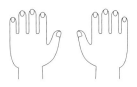

# 부록. 증상별 치유법

이 힐링 가이드는 하야시 선생에 의해 개발되었으며 다양한 질환에 대한 손의 위치를 나타내고 있다. 명심할 것은 이것은 단지 가이드일 뿐이다. 힐링을 할 때는 병 에너지를 탐지하고 자신의 직관을 사용하는 것이 필요하다.

인체해부도

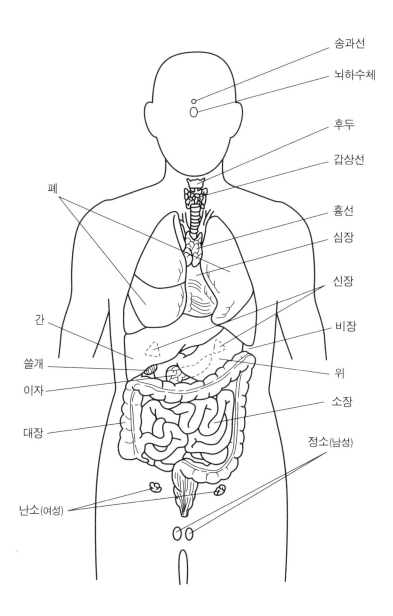

송과선
뇌하수체
후두
갑상선
폐
흉선
심장
신장
간
비장
쓸개
위
이자
소장
대장
정소(남성)
난소(여성)

# 머리 부위

## 1. 머리질환, 두통 등

턱 앞쪽, 관자놀이, 머리와 목의 뒷부분, 머리 꼭대기

※ 어떤 질환이든지 머리를 다루어도 된다. 두통인 경우 아픈 부위를

잘 다루어야 한다.

## 2. 눈의 질환

눈동자, 눈의 안쪽 모서리, 눈모서리 바깥쪽, 머리 뒷부분

## 3. 귀의 질환

이관, 귀 밑 하강된 곳, 눈 뒤 뼈 돌출된 곳, 머리 뒤

※ 한쪽 귀만 문제가 있더라도 양쪽을 다 한다. 고실염, 이하선염에

감기가 있을 경우 기관지와 림프도 처리한다. 신장, 자궁, 난소에도

주의를 기울인다.

## 4. 이, 치통

치통인 경우 잇몸의 바깥 부분을 다룬다.

# 소화기계

## 1. 위 질환

(위염, 위 무력증, 위팽창, 위궤양, 위암, 위하수, 신경성 위통, 신경성 소화불량, 위경련)

위, 간, 췌장, 장, 신장, 척추, 혈액교환 테크닉

## 2. 장질환

(장 카타르, 변비, 맹장염, 연충 돌기, 장폐색, 장 함입, 장출혈, 설사)

위, 장, 간, 췌장, 신장, 심장, 혈액교환 테크닉, 허리, 천골

## 3.간

(간 울혈, 충혈, 종기, 비대, 위축, 황달, 담석 등)

간, 췌장, 장, 심장, 신장, 혈액교환 테크닉

## 4. 췌장

췌장, 간, 위, 장, 심장, 신장, 혈액교환 테크닉

## 5. 복막

간, 췌장, 위, 장, 복막 부위, 방광, 심장, 신장, 혈액교환 테크닉

## 6. 항문

(치질, 염증, 통증, 출혈성 치질, 항문 누수, 항문 탈수)

항문의 아픈 부위, 미저골, 위, 장

## 7. 구토

위, 태양신경총, 간, 위 뒷부분의 척수, 머리, 신장

## 8. 위경련

위, 위 뒷부분, 간, 신장, 장, 머리

# 호흡기계

## 1. 코

(급, 만성 코 카타르, 코 비대증, 위축증)

코, 목, 기관지

## 2. 축농증

코, 턱의 함몰 부위와 앞, 가슴, 목, 신장, 위, 장, 혈액교환 테크닉

### 3. 코피

코뼈, 머리 뒷부분

※ 월경이 늦고 코피가 나면 자궁과 난소를 다루어라.

### 4. 목의 통증과 편도선염

목, 편도선, 기관지, 신장, 폐, 위, 장, 머리

※ 편도선염인 경우 신장도 다룬다.

### 5. 기관염, 기관지염

기관 · 기관지, 폐, 위, 장, 심장, 신장, 머리

### 6. 폐렴

폐, 기관지, 심장, 간, 췌장, 위, 장, 신장, 혈액교환 테크닉

### 7. 천식

기관지, 폐, 간, 췌장, 횡격막, 위, 장, 신장, 머리, 코, 심장

### 8.폐질환

폐 부위, 심장, 간, 췌장, 위, 장, 방광, 신장, 척추, 머리

# 심장혈관기계

## 1. 심장질환

심장, 간, 위, 장, 췌장, 신장, 척수, 혈액교환 테크닉

## 2. 동맥경화

심장 문제와 같은 방법 사용, 기관지와 가슴 부위

# 비뇨기계

## 1. 신장질환

신장, 간, 췌장, 심장, 위, 장, 담, 머리, 혈액교환 테크닉

## 2. 방광염

신장, 방광, 요도, 전립선, 자궁, 신장 질환과 같은 방법

# 신경계

### 1. 대뇌 무력, 대뇌 충혈
머리, 심장

### 2. 히스테리
자궁, 난소, 위, 장, 간, 머리, 눈, 혈액교환 테크닉

### 3. 신경 쇠약, 불면증
위, 장, 간, 췌장, 신장, 눈, 머리, 혈액교환 테크닉

### 4. 신경통
환부, 간, 췌장, 위, 장, 신장, 머리, 척수, 혈액교환 테크닉

### 5. 경기
간, 위, 장, 신장, 척수, 어깨, 팔, 팔꿈치, 손목, 머리

### 6. 뱃멀미
위, 태양신경총, 머리

# 그 밖의 질환

## 1. 유행성 감기

  코, 목, 호흡관, 기관지, 폐, 간, 췌장, 위, 장, 신장, 머리, 혈액교환 테크닉

## 2. 관절 류머티즘, 근육 류머티즘

  환부, 심장, 가슴, 간, 췌장, 위, 장, 신장, 척수, 머리

## 3. 당뇨병

  간, 췌장, 심장, 위, 장, 방광, 신장, 머리, 척수, 혈액교환 테크닉

## 4. 피부질환

  위, 장, 간, 신장, 환부, 혈액교환 테크닉

## 5. 비만

  당뇨와 같은 방법 사용

## 6. 소아경기

  심장, 머리, 위, 장,

## 7. 태아의 잘못된 위치

자궁

## 8. 임신

자궁을 지속적으로 치료하면 태아가 건강하게 자람

## 9. 출산

천골, 요추

※ 주의 : 이 부위를 치료하면 쉽게 출산하고 출산 후에 이 부위를 계속하여 치료하면 후산할 때 쉬워진다.

## 10. 모유 중단

유방과 젖샘을 치료하면 모유가 나오기 시작한다.

## 11. 입덧

자궁, 위, 태양신경총, 장, 신장, 머리, 척수,

## 12. 다한증

신장, 환부, 혈액교환 테크닉

## 13. 화상

손을 환부에서 5cm 정도 떨어지게 둔다. 통증이 사라지면 손을 대도 된다.

## 14. 자상

피가 흐르지 않게 손가락으로 상처를 잡고 환부를 치료한다.

## 15. 갱년기 장애, 월경통

자궁, 난소, 두개골

## 16. 딸꾹질

횡격막, 간, 췌장, 신장, 위, 장, 척수, 머리

## 17. 손가락 끝 통증

환부

## 18. 탈장

환부를 만지면 수축한다. 위와 장을 치료한다.

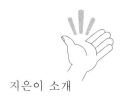

# 서강익

1964년 강릉 출생으로 강릉고등학교와 강릉대학교를 졸업했다. 현재 우수이 레이키 마스터, 프라닉힐링 프랙티셔너, 명상요법 사이며 아르하틱요가에도 입문했다. 전 세계의 다양한 에너지 힐링을 익히고 있다. 2000년, 명상 도중 레이키를 해야 한다는 내면의 소리를 접하고 레이키를 시작하고 책으로 집필하게 되었다. 윌리엄 리 랜드William Lee Rand에게 전수 받은 스티브 머레이Steve Murray에게 마스터 전수를 받았다. 레이키 마스터로서 레이키의 유용성을 알리고 가르치는 일을 하고 있다.

번역서로 《기적의 프라닉힐링》, 《빛깔프라닉힐링》, 《프라닉정신요법》, 《사이킥셀프디펜스》, 《퀀텀터치》, 《풍수유어라이프》 등이 있다.

email

reikihealing@hanmail.net

온라인 카페

다음 힐링라이트레이키 cafe.daum.net/healingreiki

## 한언의 사명선언문

Since 3<sup>rd</sup> day of January, 1998

Our Mission  – 우리는 새로운 지식을 창출, 전파하여 전 인류가 이를 공유케 함으로써 인류
문화의 발전과 행복에 이바지한다.

　　　　　　– 우리는 끊임없이 학습하는 조직으로서 자신과 조직의 발전을 위해 쉼 없이
노력하며, 궁극적으로는 세계적 콘텐츠 그룹을 지향한다.

　　　　　　– 우리는 정신적 · 물질적으로 최고 수준의 복지를 실현하기 위해 노력 하며,
명실공히 초일류 사원들의 집합체로서 부끄럼 없이 행동한다.

Our Vision　　한언은 콘텐츠 기업의 선도적 성공 모델이 된다.

저희 한언인들은 위와 같은 사명을 항상 가슴속에 간직하고
좋은 책을 만들기 위해 최선을 다하고 있습니다.
독자 여러분의 아낌없는 충고와 격려를 부탁 드립니다.
• 한언 가족 •

## HanEon's Mission statement

Our Mission  – We create and broadcast new knowledge for the advancement and
happiness of the whole human race.

　　　　　　– We do our best to improve ourselves and the organization, with the
ultimate goal of striving to be the best content group in the world.

　　　　　　– We try to realize the highest quality of welfare system in both
mental and physical ways and we behave in a manner that reflects
our mission as proud members of HanEon Community.

Our Vision　　HanEon will be the leading Success Model of the content group.